Libro di bordo dell'emicrania

Quando si riesce a identificare il punto in cui fa male, si può capire perché fa male. Questo libro può aiutarvi a tenere traccia dei vostri sintomi e a trovare un sollievo efficace o a decidere se avete bisogno di consultare un medico.

Libro di bordo dell'emicrania

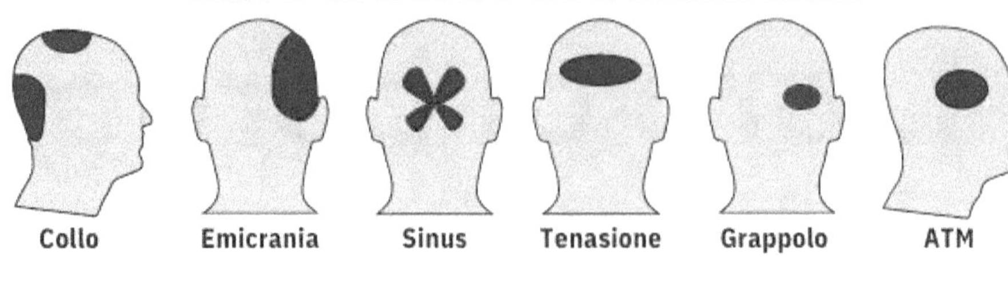

DATA:___________________   TEMPO [ ]:________________

Gravità del dolore

1	2	3	4	5	6	7	8	9	10

Grilletto

☐ Fame	☐ L'insonnia
☐ Luci luminose	☐ Malattia
☐ Caffè	☐ Stanchezza
☐ Stress al lavoro	☐ Odori/ Profumi
☐ Stress a casa	☐ Movimento
☐ Pasti saltati	☐ Affaticamento degli occhi
☐ Ansia	☐ _____________

Misure di soccorso

Farmaci	
Acqua	
Dormire	
Esercizio	
Altro	
Altro	

Note: _______________________________

Libro di bordo dell'emicrania

Libro di bordo dell'emicrania

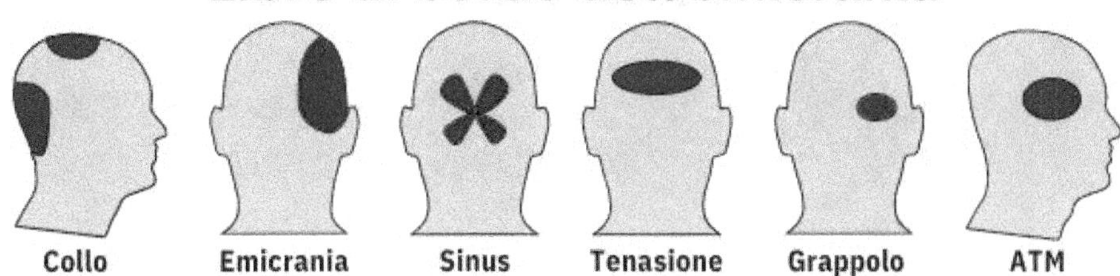

DATA:____________________   TEMPO [ ]:____________   ____________

☐   ☐   ☐   ☐   ☐   ☐   ____________

Gravità del dolore

1	2	3	4	5	6	7	8	9	10

Grilletto

☐ Fame	☐ L'insonnia
☐ Luci luminose	☐ Malattia
☐ Caffè	☐ Stanchezza
☐ Stress al lavoro	☐ Odori/ Profumi
☐ Stress a casa	☐ Movimento
☐ Pasti saltati	☐ Affaticamento degli occhi
☐ Ansia	☐ ____________

Misure di soccorso

Farmaci	
Acqua	
Dormire	
Esercizio	
Altro	
Altro	

Note: ________________________________

Libro di bordo dell'emicrania

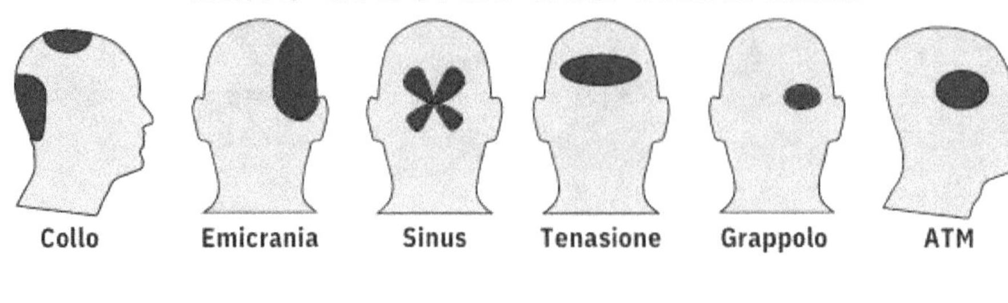

DATA:_______________   **TEMPO [ ]:**_____________   _____________

☐ ☐ ☐ ☐ ☐ ☐   🌡_______

Gravità del dolore

1	2	3	4	5	6	7	8	9	10

Grilletto

☐ Fame	☐ L'insonnia
☐ Luci luminose	☐ Malattia
☐ Caffè	☐ Stanchezza
☐ Stress al lavoro	☐ Odori/ Profumi
☐ Stress a casa	☐ Movimento
☐ Pasti saltati	☐ Affaticamento degli occhi
☐ Ansia	☐ _______________

Misure di soccorso

Farmaci	
Acqua	
Dormire	
Esercizio	
Altro	
Altro	

Note: _______________

Libro di bordo dell'emicrania

Libro di bordo dell'emicrania

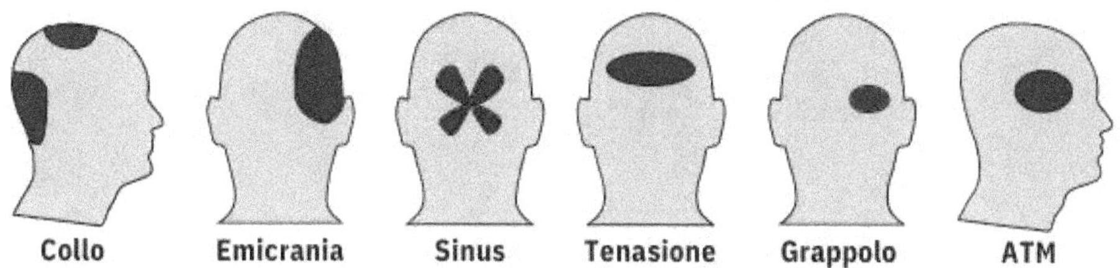

DATA:_______________   TEMPO [ ]:_______________   _______________

☐   ☐   ☐   ☐   ☐   ☐   🌡 _______________

Gravità del dolore

1	2	3	4	5	6	7	8	9	10

Grilletto

☐ Fame	☐ L'insonnia
☐ Luci luminose	☐ Malattia
☐ Caffè	☐ Stanchezza
☐ Stress al lavoro	☐ Odori/ Profumi
☐ Stress a casa	☐ Movimento
☐ Pasti saltati	☐ Affaticamento degli occhi
☐ Ansia	☐ _______________

Misure di soccorso

Farmaci	
Acqua	
Dormire	
Esercizio	
Altro	
Altro	

Note: ____

Libro di bordo dell'emicrania

Libro di bordo dell'emicrania

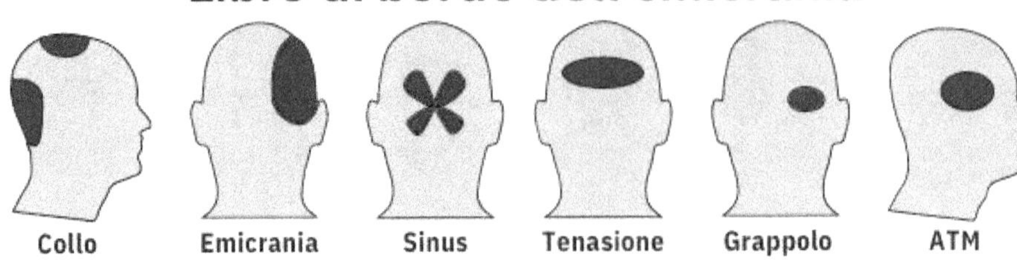

DATA:_______________   TEMPO [ ]:_______________   _______________

☐   ☐   ☐   ☐   ☐   ☐

Gravità del dolore

1	2	3	4	5	6	7	8	9	10

Grilletto

☐ Fame	☐ L'insonnia
☐ Luci luminose	☐ Malattia
☐ Caffè	☐ Stanchezza
☐ Stress al lavoro	☐ Odori/ Profumi
☐ Stress a casa	☐ Movimento
☐ Pasti saltati	☐ Affaticamento degli occhi
☐ Ansia	☐ _______________

Misure di soccorso

Farmaci	
Acqua	
Dormire	
Esercizio	
Altro	
Altro	

Note: _______________

Libro di bordo dell'emicrania

Libro di bordo dell'emicrania

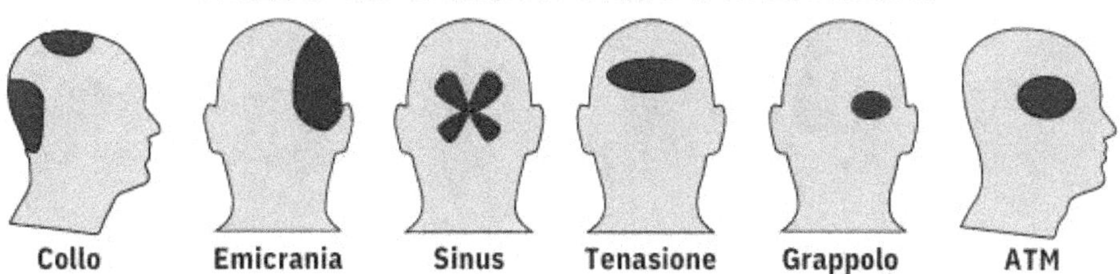

DATA:______________________   TEMPO [ ]:______________   ______________

□   □   □   □   □   □   □ ______________

Gravità del dolore

1	2	3	4	5	6	7	8	9	10

Grilletto

□ Fame		□ L'insonnia
□ Luci luminose		□ Malattia
□ Caffè		□ Stanchezza
□ Stress al lavoro		□ Odori/ Profumi
□ Stress a casa		□ Movimento
□ Pasti saltati		□ Affaticamento degli occhi
□ Ansia		□ ______________

Misure di soccorso

Farmaci	
Acqua	
Dormire	
Esercizio	
Altro	
Altro	

Note: ____

Libro di bordo dell'emicrania

Libro di bordo dell'emicrania

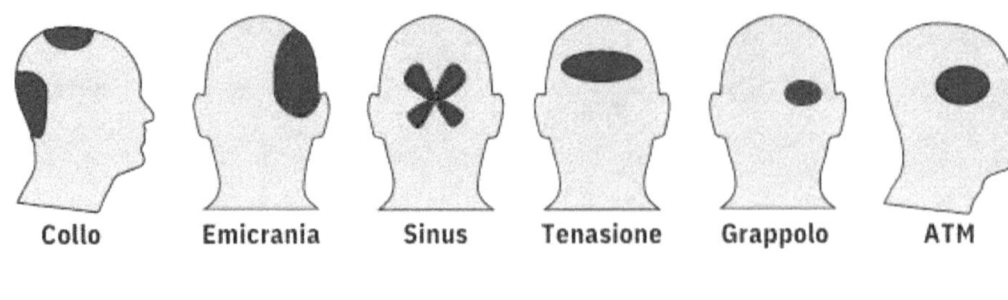

DATA:___________________   TEMPO [ ]:___________________

Gravità del dolore

1	2	3	4	5	6	7	8	9	10

Grilletto

- [ ] Fame
- [ ] Luci luminose
- [ ] Caffè
- [ ] Stress al lavoro
- [ ] Stress a casa
- [ ] Pasti saltati
- [ ] Ansia

- [ ] L'insonnia
- [ ] Malattia
- [ ] Stanchezza
- [ ] Odori/ Profumi
- [ ] Movimento
- [ ] Affaticamento degli occhi
- [ ] _______________

Misure di soccorso

Farmaci	
Acqua	
Dormire	
Esercizio	
Altro	
Altro	

Note: ____

Libro di bordo dell'emicrania

Libro di bordo dell'emicrania

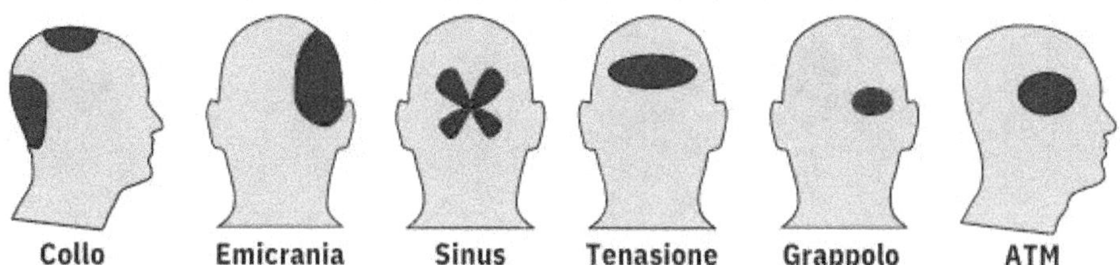

DATA:______________________   TEMPO [ ]:____________   ____________

Gravità del dolore

1	2	3	4	5	6	7	8	9	10

Grilletto

☐ Fame	☐ L'insonnia
☐ Luci luminose	☐ Malattia
☐ Caffè	☐ Stanchezza
☐ Stress al lavoro	☐ Odori/ Profumi
☐ Stress a casa	☐ Movimento
☐ Pasti saltati	☐ Affaticamento degli occhi
☐ Ansia	☐ ______________

Misure di soccorso

Farmaci	
Acqua	
Dormire	
Esercizio	
Altro	
Altro	

Note: ______________________

Libro di bordo dell'emicrania

Libro di bordo dell'emicrania

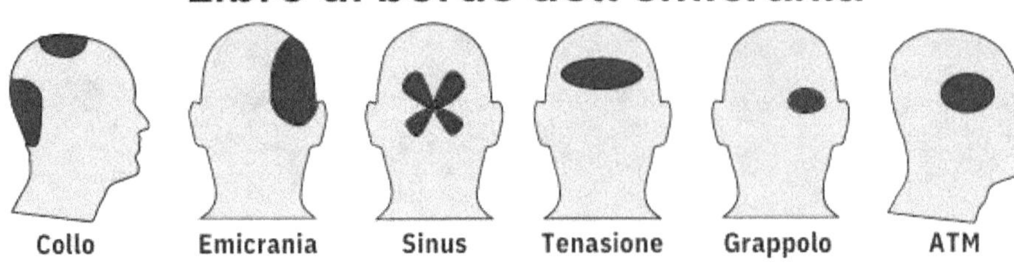

DATA:________________   TEMPO [ ]:____________   ____________

☐   ☐   ☐   ☐   ☐   ☐

Gravità del dolore

1	2	3	4	5	6	7	8	9	10

Grilletto

☐ Fame	☐ L'insonnia
☐ Luci luminose	☐ Malattia
☐ Caffè	☐ Stanchezza
☐ Stress al lavoro	☐ Odori/ Profumi
☐ Stress a casa	☐ Movimento
☐ Pasti saltati	☐ Affaticamento degli occhi
☐ Ansia	☐ _______________

Misure di soccorso

Farmaci	
Acqua	
Dormire	
Esercizio	
Altro	
Altro	

Note: _______________

Libro di bordo dell'emicrania

Libro di bordo dell'emicrania

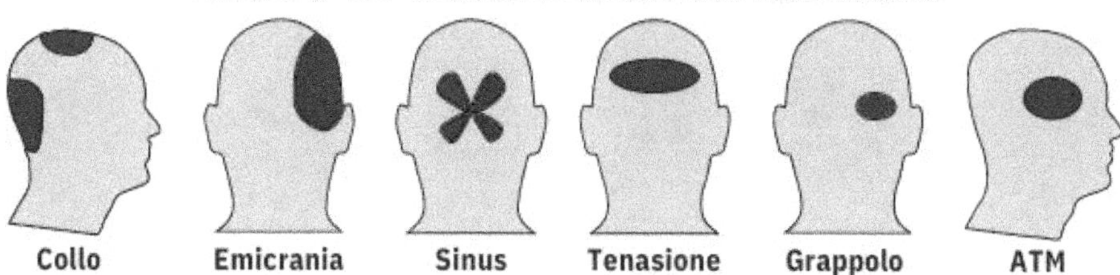

DATA:_______________   TEMPO [ ]:_______________   _______________

☐   ☐   ☐   ☐   ☐   ☐   _______________

Gravità del dolore

1	2	3	4	5	6	7	8	9	10

Grilletto

☐ Fame

☐ Luci luminose

☐ Caffè

☐ Stress al lavoro

☐ Stress a casa

☐ Pasti saltati

☐ Ansia

☐ L'insonnia

☐ Malattia

☐ Stanchezza

☐ Odori/ Profumi

☐ Movimento

☐ Affaticamento degli occhi

☐ _______________

Misure di soccorso

Farmaci	
Acqua	
Dormire	
Esercizio	
Altro	
Altro	

Note: _______________

Libro di bordo dell'emicrania

Libro di bordo dell'emicrania

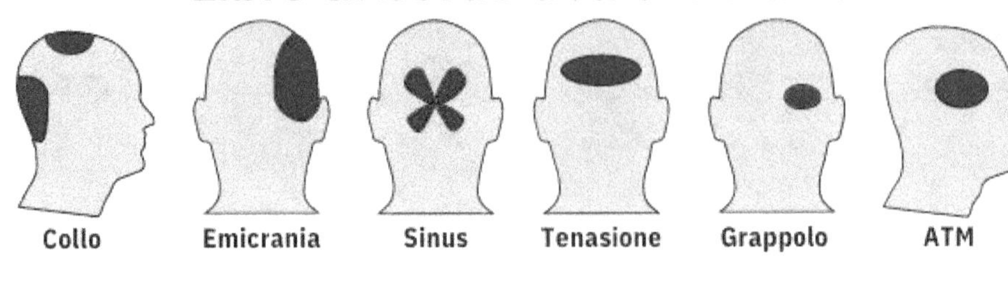

DATA:_______________   **TEMPO [ ]:**_______________

☐   ☐   ☐   ☐   ☐   ☐

Gravità del dolore

1	2	3	4	5	6	7	8	9	10

Grilletto

☐ Fame
☐ Luci luminose
☐ Caffè
☐ Stress al lavoro
☐ Stress a casa
☐ Pasti saltati
☐ Ansia

☐ L'insonnia
☐ Malattia
☐ Stanchezza
☐ Odori/ Profumi
☐ Movimento
☐ Affaticamento degli occhi
☐ _______________

Misure di soccorso

Farmaci	
Acqua	
Dormire	
Esercizio	
Altro	
Altro	

Note: _______________

Libro di bordo dell'emicrania

Libro di bordo dell'emicrania

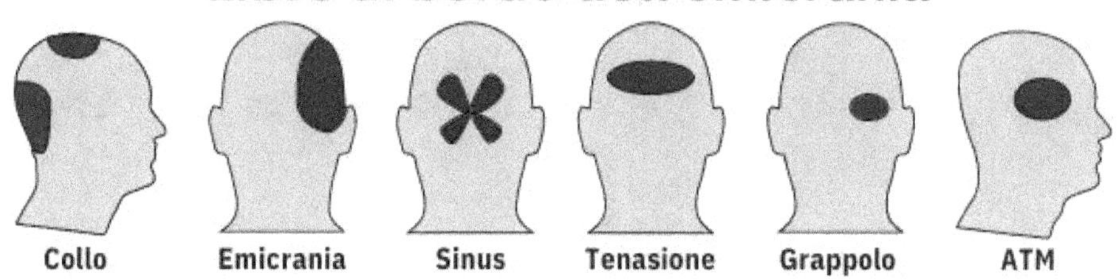

DATA:_______________________   TEMPO [ ]:____________   ____________

Gravità del dolore

1	2	3	4	5	6	7	8	9	10

Grilletto

- ☐ Fame
- ☐ Luci luminose
- ☐ Caffè
- ☐ Stress al lavoro
- ☐ Stress a casa
- ☐ Pasti saltati
- ☐ Ansia

- ☐ L'insonnia
- ☐ Malattia
- ☐ Stanchezza
- ☐ Odori/ Profumi
- ☐ Movimento
- ☐ Affaticamento degli occhi
- ☐ _______________

Misure di soccorso

Farmaci	
Acqua	
Dormire	
Esercizio	
Altro	
Altro	

Note: ____

Libro di bordo dell'emicrania

Libro di bordo dell'emicrania

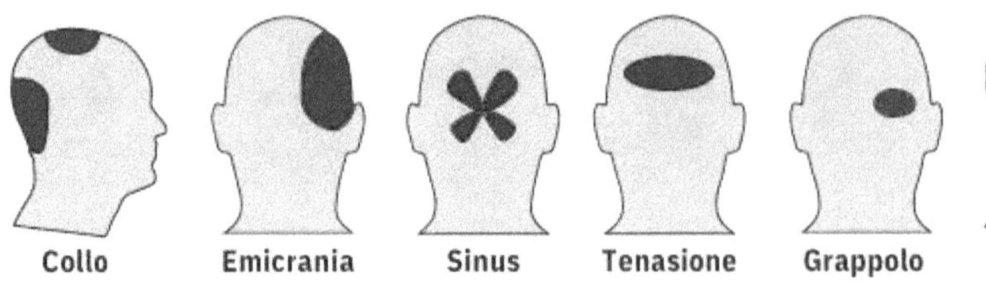

DATA:_______________   TEMPO [ ]:_______________

□   □   □   □   □   □

Gravità del dolore

1	2	3	4	5	6	7	8	9	10

Grilletto

□ Fame

□ Luci luminose

□ Caffè

□ Stress al lavoro

□ Stress a casa

□ Pasti saltati

□ Ansia

□ L'insonnia

□ Malattia

□ Stanchezza

□ Odori/ Profumi

□ Movimento

□ Affaticamento degli occhi

□ _______________

Misure di soccorso

Farmaci	
Acqua	
Dormire	
Esercizio	
Altro	
Altro	

Note: _______________

Libro di bordo dell'emicrania

Libro di bordo dell'emicrania

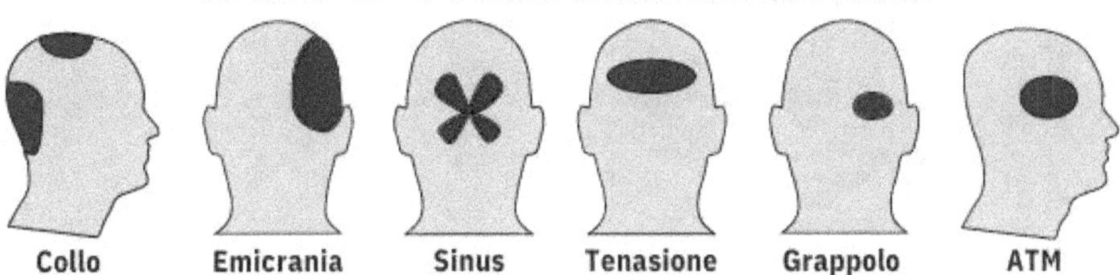

DATA:_______________ **TEMPO [ ]:**_______________ ______________

☐   ☐   ☐   ☐   ☐   ☐   🌡 ___________

Gravità del dolore

1	2	3	4	5	6	7	8	9	10

Grilletto

☐ Fame	☐ L'insonnia
☐ Luci luminose	☐ Malattia
☐ Caffè	☐ Stanchezza
☐ Stress al lavoro	☐ Odori/ Profumi
☐ Stress a casa	☐ Movimento
☐ Pasti saltati	☐ Affaticamento degli occhi
☐ Ansia	☐ _______________

Misure di soccorso

Farmaci	
Acqua	
Dormire	
Esercizio	
Altro	
Altro	

Note: ______________________________

Libro di bordo dell'emicrania

Libro di bordo dell'emicrania

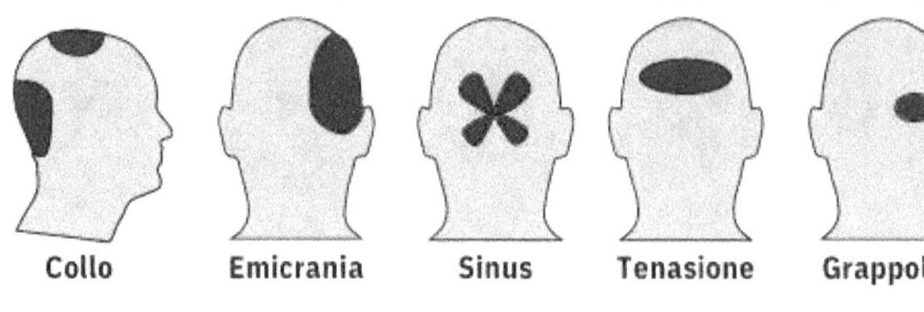

DATA:_________________ TEMPO [ ]:__________ __________

☐ ☐ ☐ ☐ ☐ ☐

Gravità del dolore

1	2	3	4	5	6	7	8	9	10

Grilletto

☐ Fame	☐ L'insonnia
☐ Luci luminose	☐ Malattia
☐ Caffè	☐ Stanchezza
☐ Stress al lavoro	☐ Odori/ Profumi
☐ Stress a casa	☐ Movimento
☐ Pasti saltati	☐ Affaticamento degli occhi
☐ Ansia	☐ _____________

Misure di soccorso

Farmaci	
Acqua	
Dormire	
Esercizio	
Altro	
Altro	

Note: _____________

Libro di bordo dell'emicrania

Libro di bordo dell'emicrania

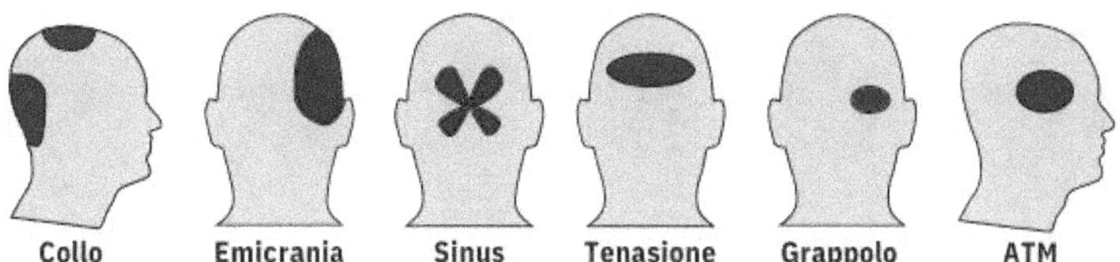

DATA:________________   TEMPO [ ]:__________   __________

☐ ☐ ☐ ☐ ☐ ☐   🌡 __________

Gravità del dolore

| 1 | 2 | 3 | 4 | 5 | 6 | 7 | 8 | 9 | 10 |

Grilletto

☐ Fame		☐ L'insonnia
☐ Luci luminose		☐ Malattia
☐ Caffè		☐ Stanchezza
☐ Stress al lavoro		☐ Odori/ Profumi
☐ Stress a casa		☐ Movimento
☐ Pasti saltati		☐ Affaticamento degli occhi
☐ Ansia		☐ ______________

Misure di soccorso

Farmaci	
Acqua	
Dormire	
Esercizio	
Altro	
Altro	

Note: ________________

Libro di bordo dell'emicrania

Libro di bordo dell'emicrania

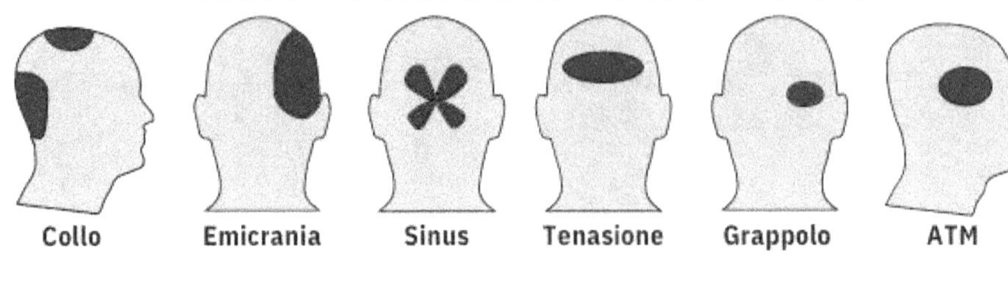

DATA:_________________   TEMPO [ ]:_________________   _________________

☐   ☐   ☐   ☐   ☐   ☐

Gravità del dolore

1	2	3	4	5	6	7	8	9	10

Grilletto

☐ Fame		☐ L'insonnia
☐ Luci luminose		☐ Malattia
☐ Caffè		☐ Stanchezza
☐ Stress al lavoro		☐ Odori/ Profumi
☐ Stress a casa		☐ Movimento
☐ Pasti saltati		☐ Affaticamento degli occhi
☐ Ansia		☐ _________________

Misure di soccorso

Farmaci	
Acqua	
Dormire	
Esercizio	
Altro	
Altro	

Note: _________________

Libro di bordo dell'emicrania

Libro di bordo dell'emicrania

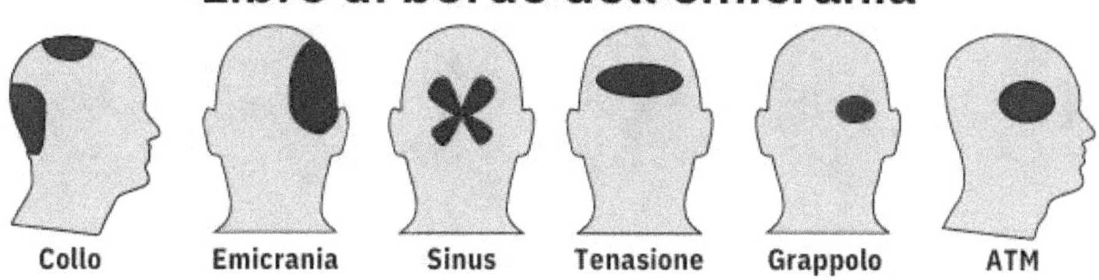

DATA:_________________   TEMPO [ ]:_____________ ___________

☐ ☐ ☐ ☐ ☐ ☐

Gravità del dolore

1	2	3	4	5	6	7	8	9	10

Grilletto

☐ Fame	☐ L'insonnia
☐ Luci luminose	☐ Malattia
☐ Caffè	☐ Stanchezza
☐ Stress al lavoro	☐ Odori/ Profumi
☐ Stress a casa	☐ Movimento
☐ Pasti saltati	☐ Affaticamento degli occhi
☐ Ansia	☐ _______________

Misure di soccorso

Farmaci	
Acqua	
Dormire	
Esercizio	
Altro	
Altro	

Note: ____

Libro di bordo dell'emicrania

Libro di bordo dell'emicrania

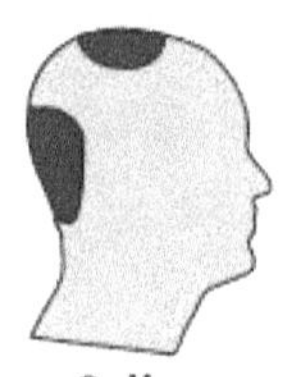 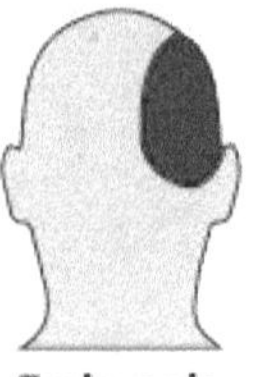 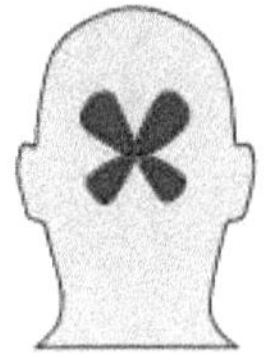 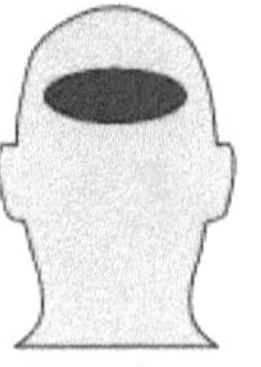 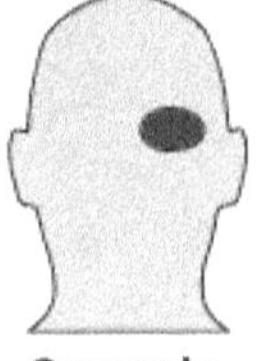 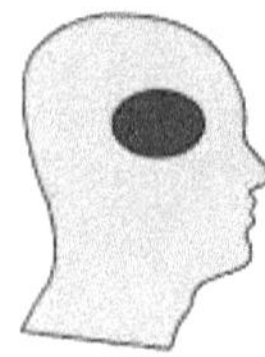

| Collo | Emicrania | Sinus | Tenasione | Grappolo | ATM |

DATA:________________   **TEMPO [ ]:**____________________

☐ ☐ ☐ ☐ ☐ ☐

Gravità del dolore

1	2	3	4	5	6	7	8	9	10

Grilletto

☐ Fame	☐ L'insonnia
☐ Luci luminose	☐ Malattia
☐ Caffè	☐ Stanchezza
☐ Stress al lavoro	☐ Odori/ Profumi
☐ Stress a casa	☐ Movimento
☐ Pasti saltati	☐ Affaticamento degli occhi
☐ Ansia	☐ ________________

Misure di soccorso

Farmaci	
Acqua	
Dormire	
Esercizio	
Altro	
Altro	

Note: ________________

Libro di bordo dell'emicrania

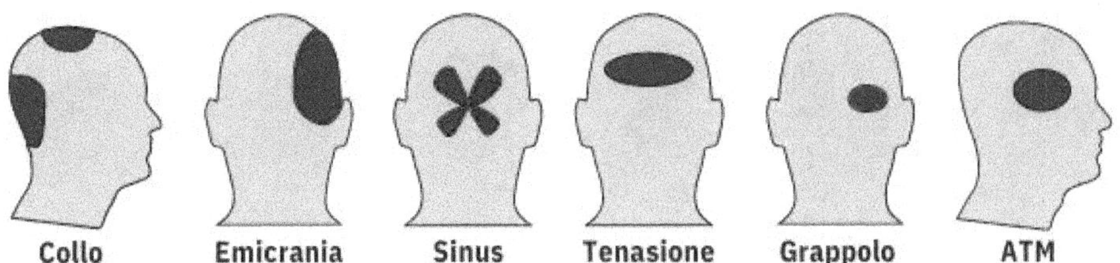

DATA:________________   TEMPO [ ]:________________ ________________

☐ ☐ ☐ ☐ ☐ ☐

Gravità del dolore

1	2	3	4	5	6	7	8	9	10

Grilletto

☐ Fame	☐ L'insonnia
☐ Luci luminose	☐ Malattia
☐ Caffè	☐ Stanchezza
☐ Stress al lavoro	☐ Odori/ Profumi
☐ Stress a casa	☐ Movimento
☐ Pasti saltati	☐ Affaticamento degli occhi
☐ Ansia	☐ ________________

Misure di soccorso

Farmaci	
Acqua	
Dormire	
Esercizio	
Altro	
Altro	

Note: ________________

Libro di bordo dell'emicrania

Libro di bordo dell'emicrania

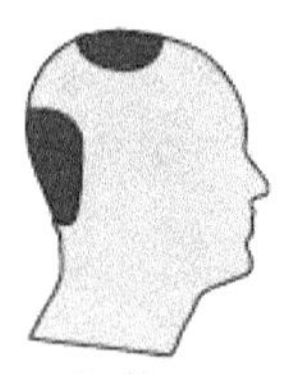 Collo
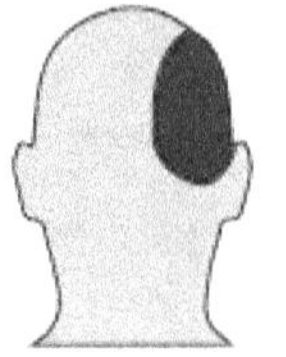 Emicrania
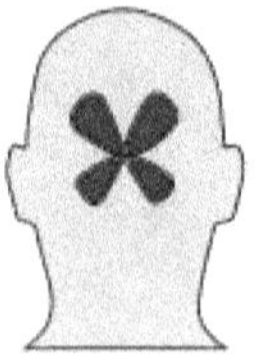 Sinus
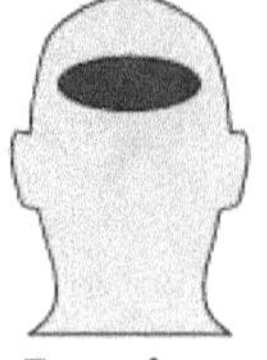 Tenasione
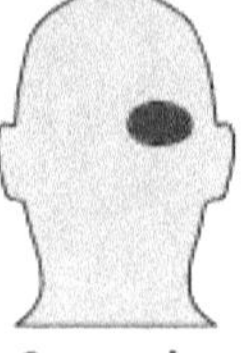 Grappolo
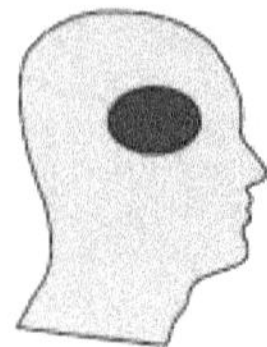 ATM

DATA:________________   TEMPO [ ]:___________   ____________

Gravità del dolore

1	2	3	4	5	6	7	8	9	10

Grilletto

☐ Fame   ☐ L'insonnia

☐ Luci luminose   ☐ Malattia

☐ Caffè   ☐ Stanchezza

☐ Stress al lavoro   ☐ Odori/ Profumi

☐ Stress a casa   ☐ Movimento

☐ Pasti saltati   ☐ Affaticamento degli occhi

☐ Ansia   ☐ ________________

Misure di soccorso

Farmaci	
Acqua	
Dormire	
Esercizio	
Altro	
Altro	

Note: ________________________

Libro di bordo dell'emicrania

Libro di bordo dell'emicrania

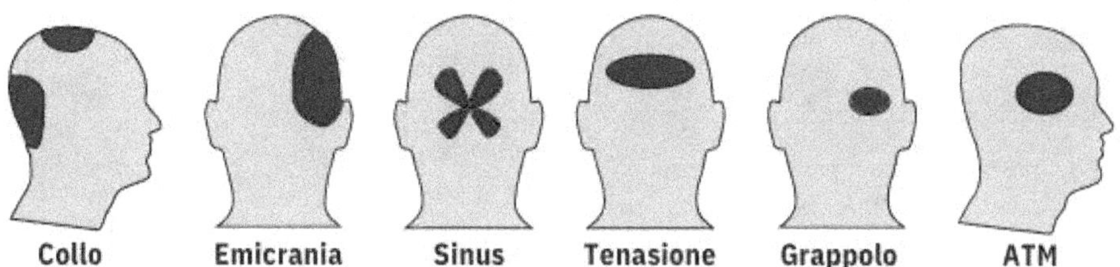

DATA:_______________   TEMPO [ ]:_______________

☐ ☐ ☐ ☐ ☐ ☐ 🌡 _______

Gravità del dolore

1	2	3	4	5	6	7	8	9	10

Grilletto

☐ Fame	☐ L'insonnia
☐ Luci luminose	☐ Malattia
☐ Caffè	☐ Stanchezza
☐ Stress al lavoro	☐ Odori/ Profumi
☐ Stress a casa	☐ Movimento
☐ Pasti saltati	☐ Affaticamento degli occhi
☐ Ansia	☐ _______

Misure di soccorso

Farmaci	
Acqua	
Dormire	
Esercizio	
Altro	
Altro	

Note: _______________

Libro di bordo dell'emicrania

Libro di bordo dell'emicrania

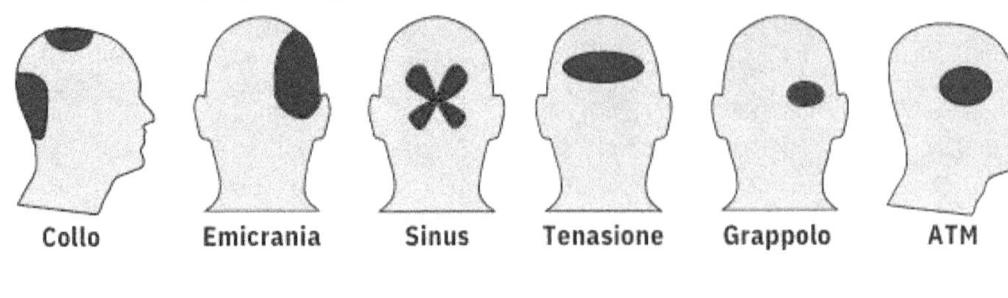

DATA:_______________   TEMPO [ ]:____________   ___________

☐   ☐   ☐   ☐   ☐   ☐

Gravità del dolore

1	2	3	4	5	6	7	8	9	10

Grilletto

☐ Fame	☐ L'insonnia
☐ Luci luminose	☐ Malattia
☐ Caffè	☐ Stanchezza
☐ Stress al lavoro	☐ Odori/ Profumi
☐ Stress a casa	☐ Movimento
☐ Pasti saltati	☐ Affaticamento degli occhi
☐ Ansia	☐ _____________

Misure di soccorso

Farmaci	
Acqua	
Dormire	
Esercizio	
Altro	
Altro	

Note: ___________________________

Libro di bordo dell'emicrania

Libro di bordo dell'emicrania

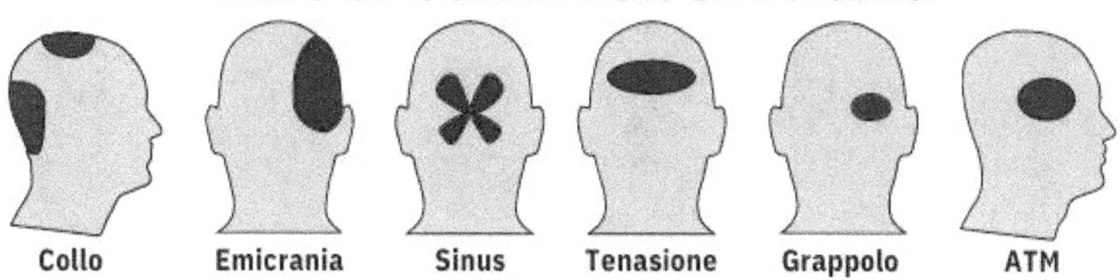

DATA:__________________   TEMPO [ ]:__________________   __________________

□   □   □   □   □   □

Gravità del dolore

1	2	3	4	5	6	7	8	9	10

Grilletto

□ Fame	□ L'insonnia
□ Luci luminose	□ Malattia
□ Caffè	□ Stanchezza
□ Stress al lavoro	□ Odori/ Profumi
□ Stress a casa	□ Movimento
□ Pasti saltati	□ Affaticamento degli occhi
□ Ansia	□ ______________

Misure di soccorso

Farmaci	
Acqua	
Dormire	
Esercizio	
Altro	
Altro	

Note: ______________

Libro di bordo dell'emicrania

Libro di bordo dell'emicrania

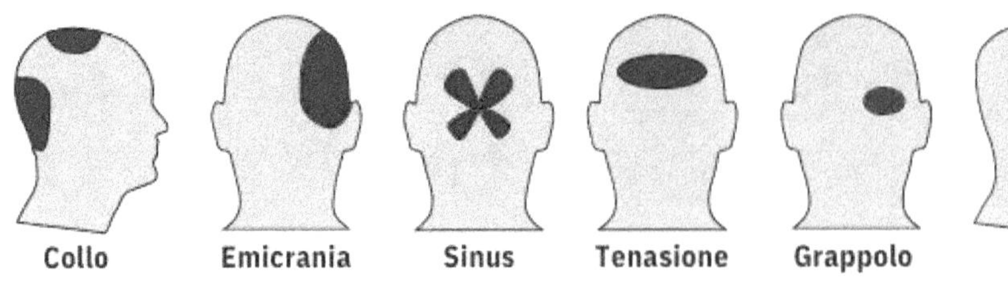

DATA:________________   TEMPO [ ]:________________   ________________

☐ ☐ ☐ ☐ ☐ ☐

Gravità del dolore

1	2	3	4	5	6	7	8	9	10

Grilletto

☐ Fame

☐ Luci luminose

☐ Caffè

☐ Stress al lavoro

☐ Stress a casa

☐ Pasti saltati

☐ Ansia

☐ L'insonnia

☐ Malattia

☐ Stanchezza

☐ Odori/ Profumi

☐ Movimento

☐ Affaticamento degli occhi

☐ ________________

Misure di soccorso

Farmaci	
Acqua	
Dormire	
Esercizio	
Altro	
Altro	

Note: ________________

Libro di bordo dell'emicrania

Libro di bordo dell'emicrania

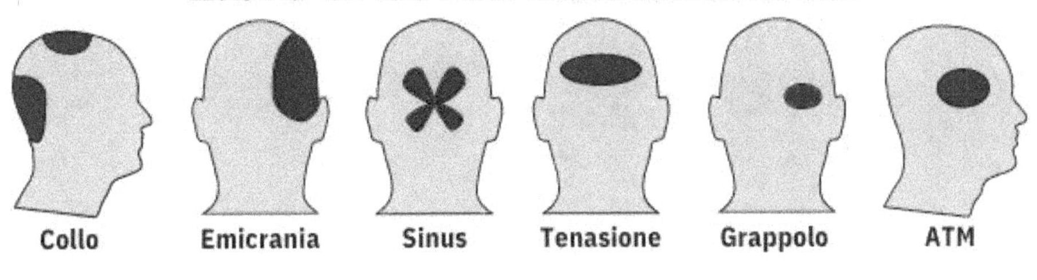

DATA:___________________ TEMPO [ ]:_______________ ___________

☐ ☐ ☐ ☐ ☐ ☐ ___________

Gravità del dolore

1	2	3	4	5	6	7	8	9	10

Grilletto

☐ Fame	☐ L'insonnia
☐ Luci luminose	☐ Malattia
☐ Caffè	☐ Stanchezza
☐ Stress al lavoro	☐ Odori/ Profumi
☐ Stress a casa	☐ Movimento
☐ Pasti saltati	☐ Affaticamento degli occhi
☐ Ansia	☐ __________________

Misure di soccorso

Farmaci	
Acqua	
Dormire	
Esercizio	
Altro	
Altro	

Note: ____

Libro di bordo dell'emicrania

Libro di bordo dell'emicrania

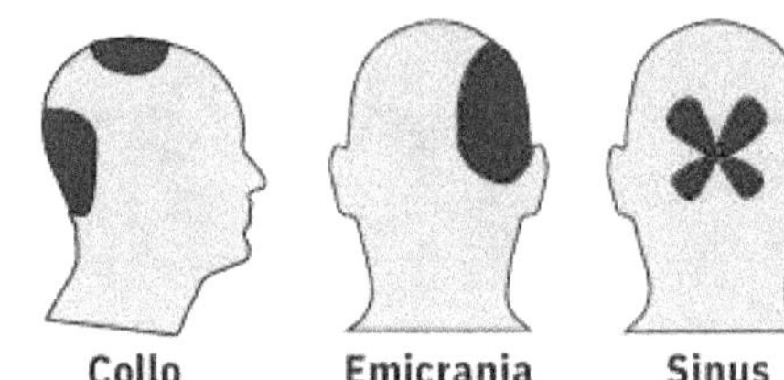

| Collo | Emicrania | Sinus | Tenasione | Grappolo | ATM |

DATA:_________________   TEMPO [ ]:_________   _________

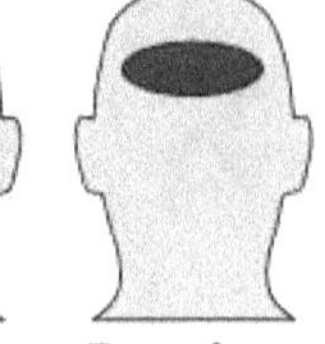 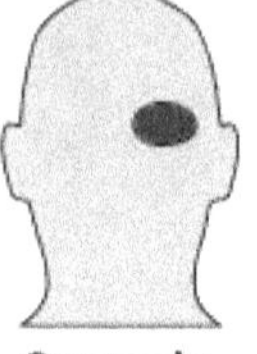 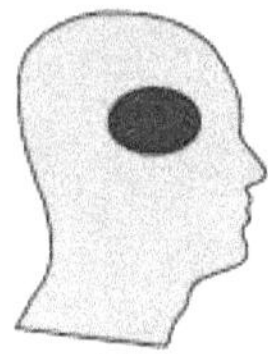

☐ ☐ ☐ ☐ ☐ ☐

Gravità del dolore

| 1 | 2 | 3 | 4 | 5 | 6 | 7 | 8 | 9 | 10 |

Grilletto

☐ Fame   ☐ L'insonnia

☐ Luci luminose   ☐ Malattia

☐ Caffè   ☐ Stanchezza

☐ Stress al lavoro   ☐ Odori/ Profumi

☐ Stress a casa   ☐ Movimento

☐ Pasti saltati   ☐ Affaticamento degli occhi

☐ Ansia   ☐ _______________

Misure di soccorso

Farmaci	
Acqua	
Dormire	
Esercizio	
Altro	
Altro	

Note: _______________

Libro di bordo dell'emicrania

Libro di bordo dell'emicrania

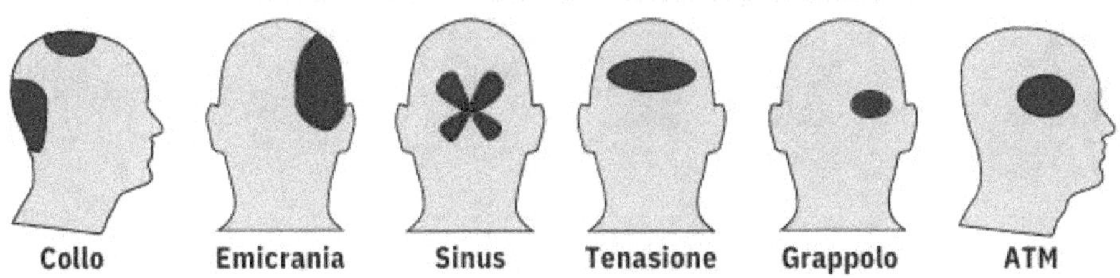

DATA:_______________   TEMPO [ ]:_______________ _______________

Temperatura: _______________

Gravità del dolore

1	2	3	4	5	6	7	8	9	10

Grilletto

- [ ] Fame
- [ ] Luci luminose
- [ ] Caffè
- [ ] Stress al lavoro
- [ ] Stress a casa
- [ ] Pasti saltati
- [ ] Ansia

- [ ] L'insonnia
- [ ] Malattia
- [ ] Stanchezza
- [ ] Odori/ Profumi
- [ ] Movimento
- [ ] Affaticamento degli occhi
- [ ] _______________

Misure di soccorso

Farmaci	
Acqua	
Dormire	
Esercizio	
Altro	
Altro	

Note: _______________

Libro di bordo dell'emicrania

Libro di bordo dell'emicrania

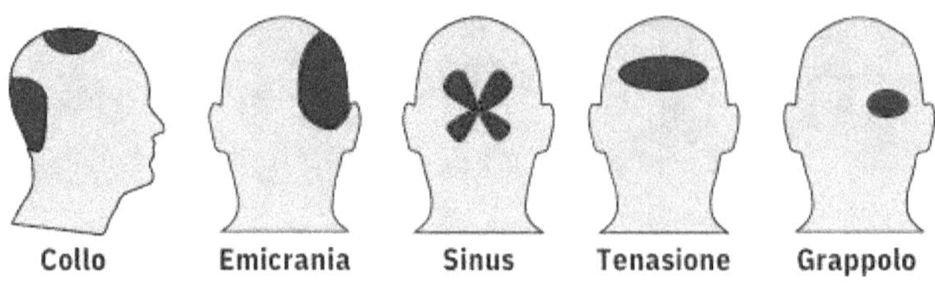

DATA:_______________   TEMPO [ ]:_______________   _______________

☐   ☐   ☐   ☐   ☐   ☐

Gravità del dolore

1	2	3	4	5	6	7	8	9	10

Grilletto

☐ Fame	☐ L'insonnia
☐ Luci luminose	☐ Malattia
☐ Caffè	☐ Stanchezza
☐ Stress al lavoro	☐ Odori/ Profumi
☐ Stress a casa	☐ Movimento
☐ Pasti saltati	☐ Affaticamento degli occhi
☐ Ansia	☐ _______________

Misure di soccorso

Farmaci	
Acqua	
Dormire	
Esercizio	
Altro	
Altro	

Note:

Libro di bordo dell'emicrania

Libro di bordo dell'emicrania

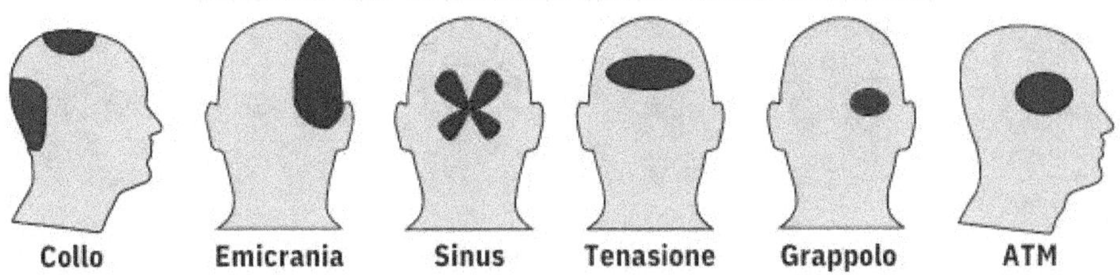

DATA:____________________ TEMPO [ ]:____________________ ____________________

☐   ☐   ☐   ☐   ☐   ☐   ____________________

Gravità del dolore

1	2	3	4	5	6	7	8	9	10

Grilletto

☐ Fame	☐ L'insonnia
☐ Luci luminose	☐ Malattia
☐ Caffè	☐ Stanchezza
☐ Stress al lavoro	☐ Odori/ Profumi
☐ Stress a casa	☐ Movimento
☐ Pasti saltati	☐ Affaticamento degli occhi
☐ Ansia	☐ ____________________

Misure di soccorso

Farmaci	
Acqua	
Dormire	
Esercizio	
Altro	
Altro	

Note: ____________________

Libro di bordo dell'emicrania

Libro di bordo dell'emicrania

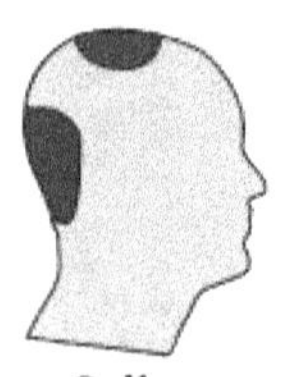
Collo

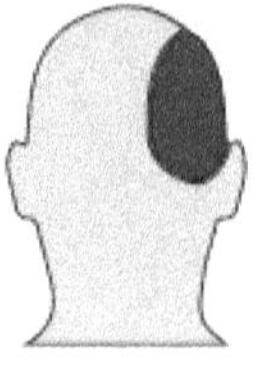
Emicrania

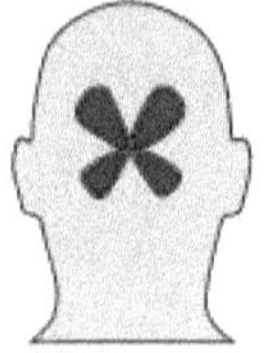
Sinus

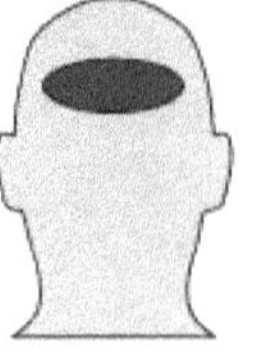
Tenasione

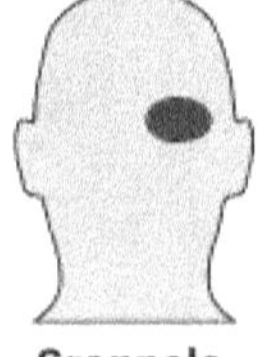
Grappolo

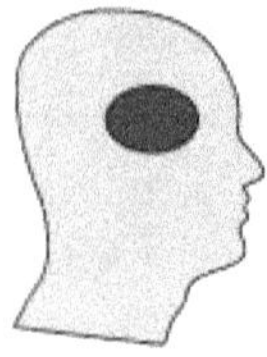
ATM

DATA:_______________ TEMPO [ ]:_____________ _____________

☐ ☐ ☐ ☐ ☐ ☐ _____________

Gravità del dolore

1	2	3	4	5	6	7	8	9	10

Grilletto

☐ Fame
☐ Luci luminose
☐ Caffè
☐ Stress al lavoro
☐ Stress a casa
☐ Pasti saltati
☐ Ansia

☐ L'insonnia
☐ Malattia
☐ Stanchezza
☐ Odori/ Profumi
☐ Movimento
☐ Affaticamento degli occhi
☐ _____________

Misure di soccorso

Farmaci	
Acqua	
Dormire	
Esercizio	
Altro	
Altro	

Note: _____________

Libro di bordo dell'emicrania

Libro di bordo dell'emicrania

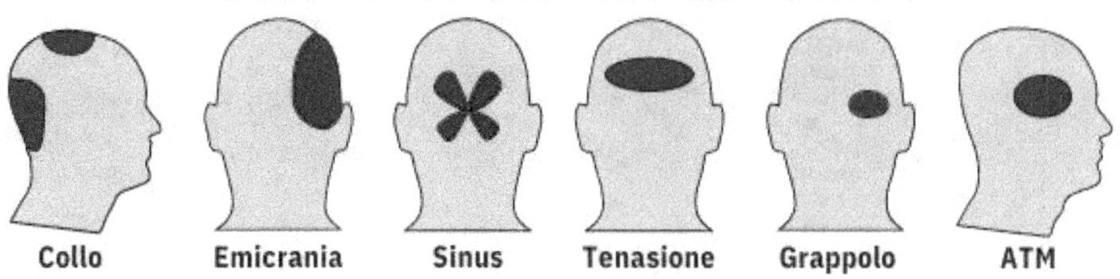

DATA:________________   TEMPO [ ]:____________   ____________

☐   ☐   ☐   ☐   ☐   ☐

Gravità del dolore

1	2	3	4	5	6	7	8	9	10

Grilletto

☐ Fame		☐ L'insonnia	
☐ Luci luminose		☐ Malattia	
☐ Caffè		☐ Stanchezza	
☐ Stress al lavoro		☐ Odori/ Profumi	
☐ Stress a casa		☐ Movimento	
☐ Pasti saltati		☐ Affaticamento degli occhi	
☐ Ansia		☐ ________________	

Misure di soccorso

Farmaci	
Acqua	
Dormire	
Esercizio	
Altro	
Altro	

Note: ________________

Libro di bordo dell'emicrania

Libro di bordo dell'emicrania

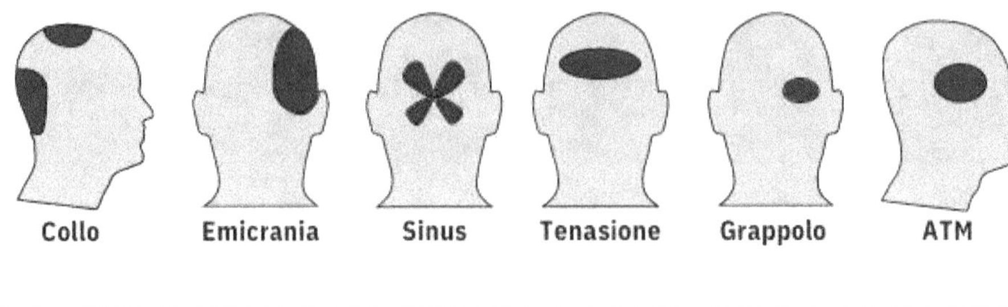

DATA:________________   TEMPO [ ]:__________   __________

☐   ☐   ☐   ☐   ☐   ☐

Gravità del dolore

1	2	3	4	5	6	7	8	9	10

Grilletto

☐ Fame	☐ L'insonnia
☐ Luci luminose	☐ Malattia
☐ Caffè	☐ Stanchezza
☐ Stress al lavoro	☐ Odori/ Profumi
☐ Stress a casa	☐ Movimento
☐ Pasti saltati	☐ Affaticamento degli occhi
☐ Ansia	☐ ________________

Misure di soccorso

Farmaci	
Acqua	
Dormire	
Esercizio	
Altro	
Altro	

Note: ________________

Libro di bordo dell'emicrania

Libro di bordo dell'emicrania

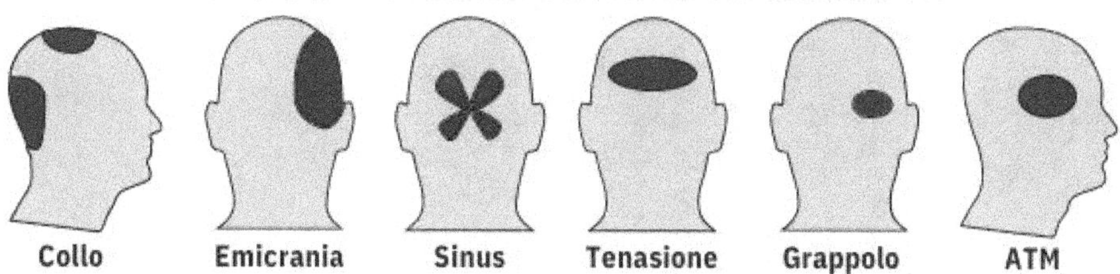

DATA:________________   TEMPO [ ]:________________

Gravità del dolore

1	2	3	4	5	6	7	8	9	10

Grilletto

☐ Fame	☐ L'insonnia
☐ Luci luminose	☐ Malattia
☐ Caffè	☐ Stanchezza
☐ Stress al lavoro	☐ Odori/ Profumi
☐ Stress a casa	☐ Movimento
☐ Pasti saltati	☐ Affaticamento degli occhi
☐ Ansia	☐ ____________

Misure di soccorso

Farmaci	
Acqua	
Dormire	
Esercizio	
Altro	
Altro	

Note: ________________

Libro di bordo dell'emicrania

Libro di bordo dell'emicrania

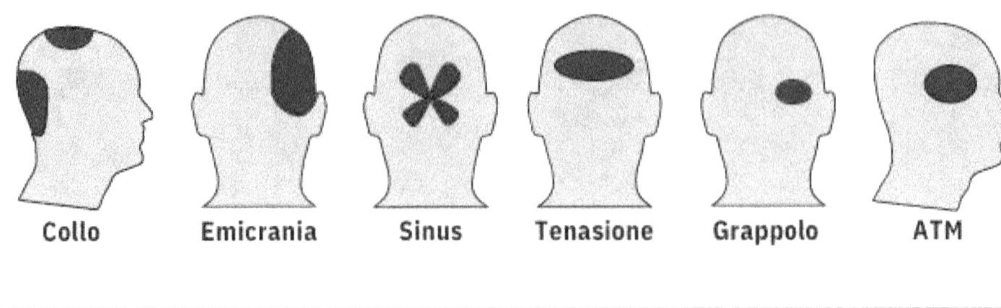

DATA:____________________   TEMPO [ ]:________________   ____________

☐ ☐ ☐ ☐ ☐ ☐

Gravità del dolore

1	2	3	4	5	6	7	8	9	10

Grilletto

☐ Fame   ☐ L'insonnia

☐ Luci luminose   ☐ Malattia

☐ Caffè   ☐ Stanchezza

☐ Stress al lavoro   ☐ Odori/ Profumi

☐ Stress a casa   ☐ Movimento

☐ Pasti saltati   ☐ Affaticamento degli occhi

☐ Ansia   ☐ ________________

Misure di soccorso

Farmaci	
Acqua	
Dormire	
Esercizio	
Altro	
Altro	

Note: ____

Libro di bordo dell'emicrania

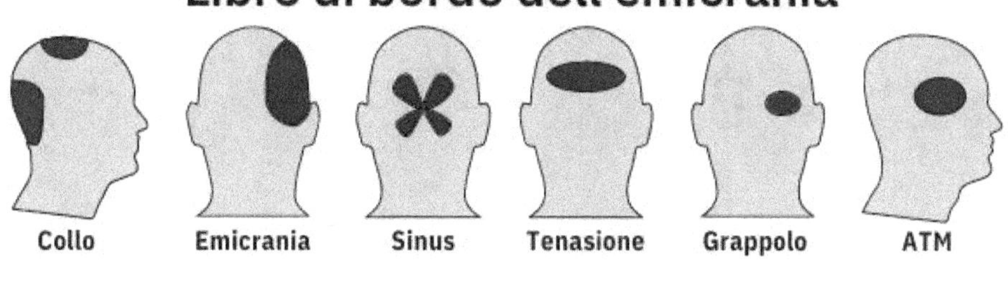

DATA:______________________   TEMPO [ ]:____________   ____________

☐ ☐ ☐ ☐ ☐ ☐

Gravità del dolore

1	2	3	4	5	6	7	8	9	10

Grilletto

☐ Fame		☐ L'insonnia	
☐ Luci luminose		☐ Malattia	
☐ Caffè		☐ Stanchezza	
☐ Stress al lavoro		☐ Odori/ Profumi	
☐ Stress a casa		☐ Movimento	
☐ Pasti saltati		☐ Affaticamento degli occhi	
☐ Ansia		☐ ____________	

Misure di soccorso

Farmaci	
Acqua	
Dormire	
Esercizio	
Altro	
Altro	

Note: ____

Libro di bordo dell'emicrania

Libro di bordo dell'emicrania

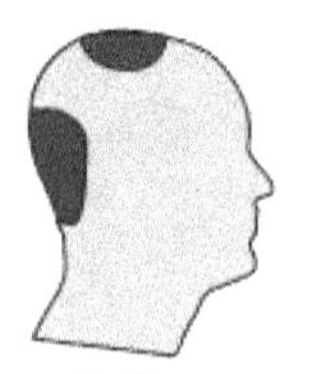

Collo

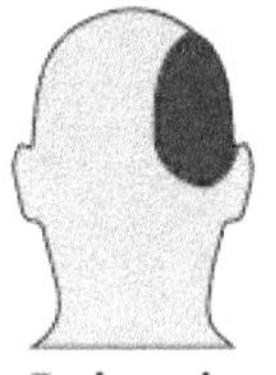

Emicrania

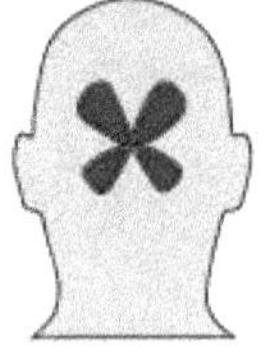

Sinus

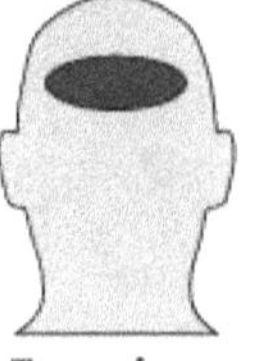

Tenasione

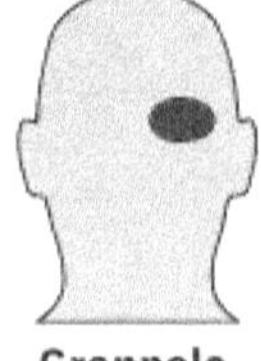

Grappolo

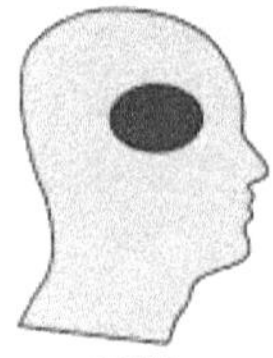

ATM

DATA:____________________   TEMPO [ ]:____________   __________

Gravità del dolore

1	2	3	4	5	6	7	8	9	10

Grilletto

☐ Fame

☐ Luci luminose

☐ Caffè

☐ Stress al lavoro

☐ Stress a casa

☐ Pasti saltati

☐ Ansia

☐ L'insonnia

☐ Malattia

☐ Stanchezza

☐ Odori/ Profumi

☐ Movimento

☐ Affaticamento degli occhi

☐ __________________

Misure di soccorso

Farmaci	
Acqua	
Dormire	
Esercizio	
Altro	
Altro	

Note: __________________

Libro di bordo dell'emicrania

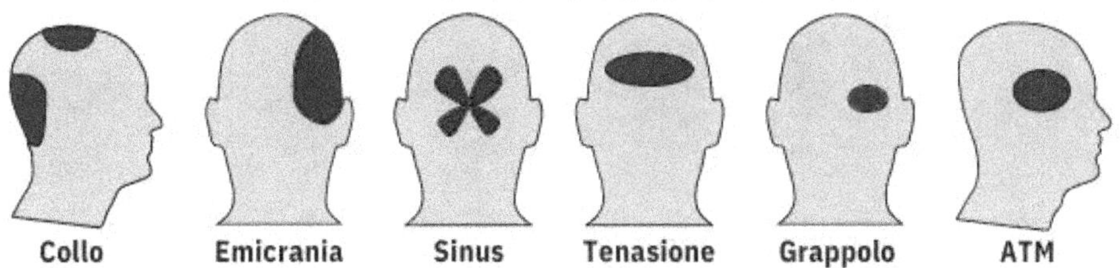

DATA:________________   TEMPO [ ]:____________   ____________

☐   ☐   ☐   ☐   ☐   ☐   🌡 ____________

Gravità del dolore

1	2	3	4	5	6	7	8	9	10

Grilletto

☐ Fame   ☐ L'insonnia

☐ Luci luminose   ☐ Malattia

☐ Caffè   ☐ Stanchezza

☐ Stress al lavoro   ☐ Odori/ Profumi

☐ Stress a casa   ☐ Movimento

☐ Pasti saltati   ☐ Affaticamento degli occhi

☐ Ansia   ☐ ____________

Misure di soccorso

Farmaci	
Acqua	
Dormire	
Esercizio	
Altro	
Altro	

Note: ____________

Libro di bordo dell'emicrania

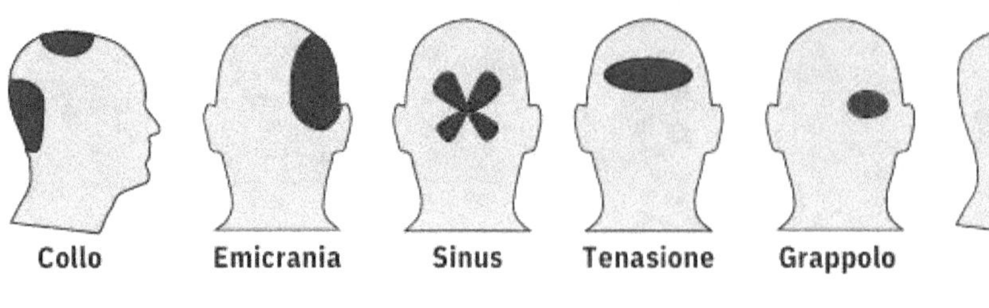

DATA:_______________   TEMPO [ ]:___________ ___________

□   □   □   □   □   □

Gravità del dolore

1	2	3	4	5	6	7	8	9	10

Grilletto

□ Fame	□ L'insonnia
□ Luci luminose	□ Malattia
□ Caffè	□ Stanchezza
□ Stress al lavoro	□ Odori/ Profumi
□ Stress a casa	□ Movimento
□ Pasti saltati	□ Affaticamento degli occhi
□ Ansia	□ _______________

Misure di soccorso

Farmaci	
Acqua	
Dormire	
Esercizio	
Altro	
Altro	

Note: _______________

Libro di bordo dell'emicrania

Libro di bordo dell'emicrania

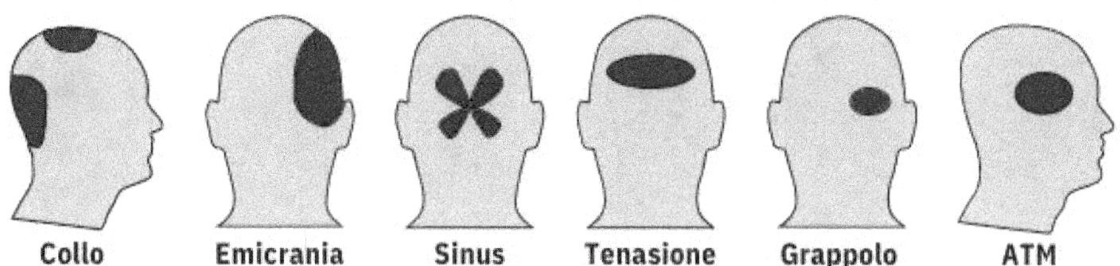

DATA:______________________   TEMPO [ ]:____________   ____________

<table>
<tr><td>☐</td><td>☐</td><td>☐</td><td>☐</td><td>☐</td><td>☐</td><td>____________</td></tr>
</table>

Gravità del dolore

1	2	3	4	5	6	7	8	9	10

Grilletto

☐	Fame	☐	L'insonnia
☐	Luci luminose	☐	Malattia
☐	Caffè	☐	Stanchezza
☐	Stress al lavoro	☐	Odori/ Profumi
☐	Stress a casa	☐	Movimento
☐	Pasti saltati	☐	Affaticamento degli occhi
☐	Ansia	☐	__________________

Misure di soccorso

Farmaci	
Acqua	
Dormire	
Esercizio	
Altro	
Altro	

Note: ____

Libro di bordo dell'emicrania

Libro di bordo dell'emicrania

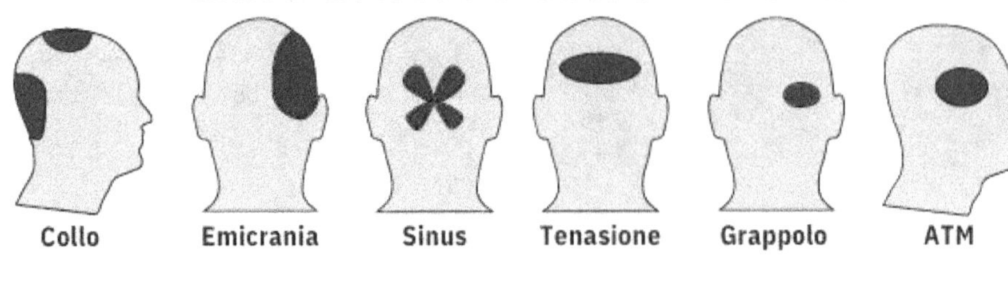

DATA:________________   TEMPO [ ]:________________   ________________

☐   ☐   ☐   ☐   ☐   ☐

Gravità del dolore

1	2	3	4	5	6	7	8	9	10

Grilletto

☐ Fame   ☐ L'insonnia

☐ Luci luminose   ☐ Malattia

☐ Caffè   ☐ Stanchezza

☐ Stress al lavoro   ☐ Odori/ Profumi

☐ Stress a casa   ☐ Movimento

☐ Pasti saltati   ☐ Affaticamento degli occhi

☐ Ansia   ☐ ________________

Misure di soccorso

Farmaci	
Acqua	
Dormire	
Esercizio	
Altro	
Altro	

Note: ________________

Libro di bordo dell'emicrania

Libro di bordo dell'emicrania

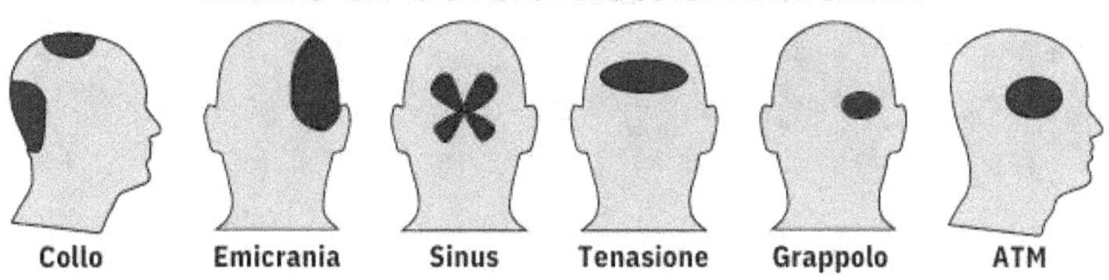

DATA:_______________   TEMPO [ ]:_______________ _______________

☐   ☐   ☐   ☐   ☐   ☐

Gravità del dolore

1	2	3	4	5	6	7	8	9	10

Grilletto

☐ Fame	☐ L'insonnia
☐ Luci luminose	☐ Malattia
☐ Caffè	☐ Stanchezza
☐ Stress al lavoro	☐ Odori/ Profumi
☐ Stress a casa	☐ Movimento
☐ Pasti saltati	☐ Affaticamento degli occhi
☐ Ansia	☐ _______________

Misure di soccorso

Farmaci	
Acqua	
Dormire	
Esercizio	
Altro	
Altro	

Note: _______________

Libro di bordo dell'emicrania

Libro di bordo dell'emicrania

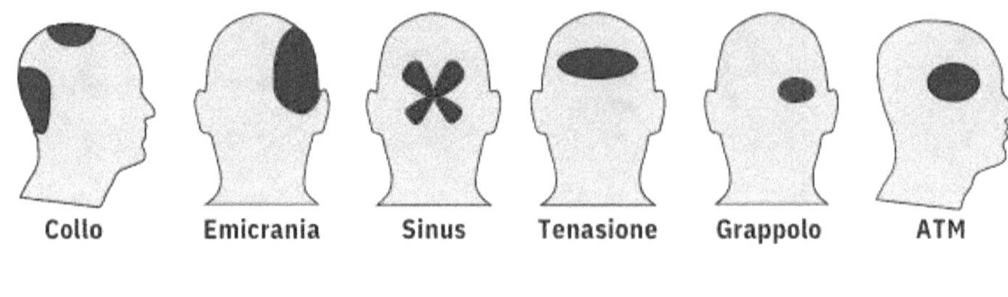

DATA: _______________ **TEMPO [ ]:** _______________

Gravità del dolore

1	2	3	4	5	6	7	8	9	10

Grilletto

☐ Fame	☐ L'insonnia
☐ Luci luminose	☐ Malattia
☐ Caffè	☐ Stanchezza
☐ Stress al lavoro	☐ Odori/ Profumi
☐ Stress a casa	☐ Movimento
☐ Pasti saltati	☐ Affaticamento degli occhi
☐ Ansia	☐ _______________

Misure di soccorso

Farmaci	
Acqua	
Dormire	
Esercizio	
Altro	
Altro	

Note: _______________

Libro di bordo dell'emicrania

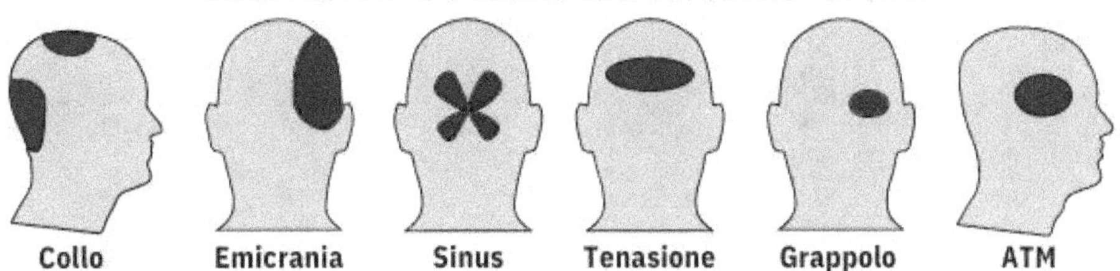

DATA:___________________ TEMPO [ ]:_________________ _____________

☐ ☐ ☐ ☐ ☐ ☐ 🌡 _________

Gravità del dolore

1	2	3	4	5	6	7	8	9	10

Grilletto

☐ Fame	☐ L'insonnia
☐ Luci luminose	☐ Malattia
☐ Caffè	☐ Stanchezza
☐ Stress al lavoro	☐ Odori/ Profumi
☐ Stress a casa	☐ Movimento
☐ Pasti saltati	☐ Affaticamento degli occhi
☐ Ansia	☐ ________________

Misure di soccorso

Farmaci	
Acqua	
Dormire	
Esercizio	
Altro	
Altro	

Note: ___________________________________

Libro di bordo dell'emicrania

Libro di bordo dell'emicrania

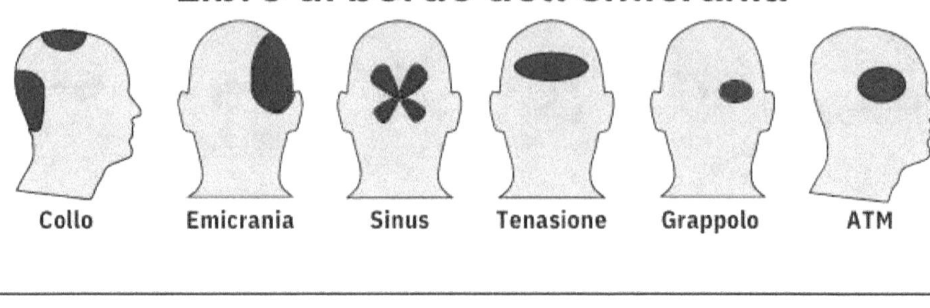

DATA:_______________   TEMPO [ ]:_______________

Gravità del dolore

1	2	3	4	5	6	7	8	9	10

Grilletto

☐ Fame	☐ L'insonnia
☐ Luci luminose	☐ Malattia
☐ Caffè	☐ Stanchezza
☐ Stress al lavoro	☐ Odori/ Profumi
☐ Stress a casa	☐ Movimento
☐ Pasti saltati	☐ Affaticamento degli occhi
☐ Ansia	☐ _____________

Misure di soccorso

Farmaci	
Acqua	
Dormire	
Esercizio	
Altro	
Altro	

Note: _______________

Libro di bordo dell'emicrania

Libro di bordo dell'emicrania

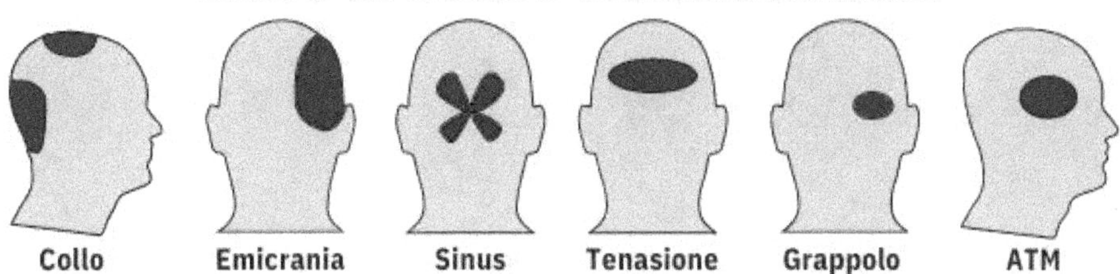

DATA:___________________ TEMPO [ ]:___________ ___________

☐ ☐ ☐ ☐ ☐ ☐

Gravità del dolore

1	2	3	4	5	6	7	8	9	10

Grilletto

☐ Fame	☐ L'insonnia
☐ Luci luminose	☐ Malattia
☐ Caffè	☐ Stanchezza
☐ Stress al lavoro	☐ Odori/ Profumi
☐ Stress a casa	☐ Movimento
☐ Pasti saltati	☐ Affaticamento degli occhi
☐ Ansia	☐ ________________

Misure di soccorso

Farmaci	
Acqua	
Dormire	
Esercizio	
Altro	
Altro	

Note: _______________________________

Libro di bordo dell'emicrania

Libro di bordo dell'emicrania

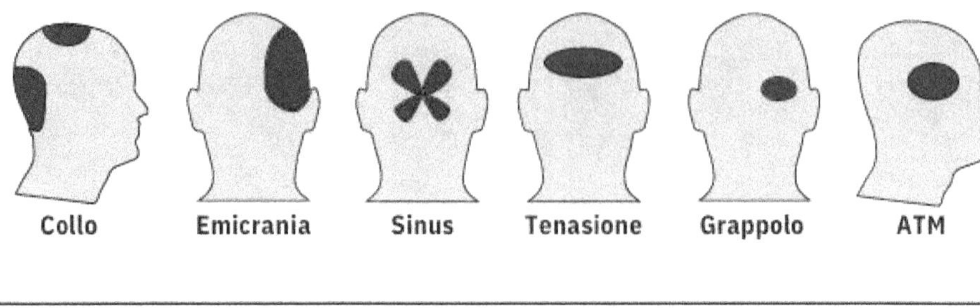

DATA:______________________   TEMPO [ ]:______________________   ______________________

□   □   □   □   □   □

Gravità del dolore

1	2	3	4	5	6	7	8	9	10

Grilletto

□ Fame	□ L'insonnia
□ Luci luminose	□ Malattia
□ Caffè	□ Stanchezza
□ Stress al lavoro	□ Odori/ Profumi
□ Stress a casa	□ Movimento
□ Pasti saltati	□ Affaticamento degli occhi
□ Ansia	□ ______________________

Misure di soccorso

Farmaci	
Acqua	
Dormire	
Esercizio	
Altro	
Altro	

Note: ____

Libro di bordo dell'emicrania

Libro di bordo dell'emicrania

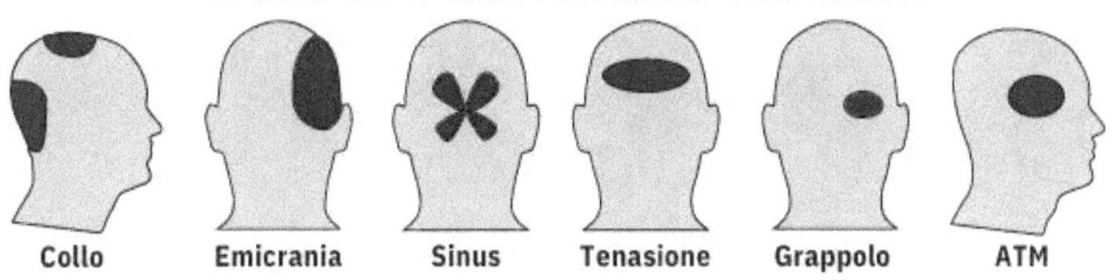

DATA:________________   TEMPO [ ]:___________   ____________

□   □   □   □   □   □

Gravità del dolore

1	2	3	4	5	6	7	8	9	10

Grilletto

□ Fame	□ L'insonnia
□ Luci luminose	□ Malattia
□ Caffè	□ Stanchezza
□ Stress al lavoro	□ Odori/ Profumi
□ Stress a casa	□ Movimento
□ Pasti saltati	□ Affaticamento degli occhi
□ Ansia	□ ________________

Misure di soccorso

Farmaci	
Acqua	
Dormire	
Esercizio	
Altro	
Altro	

Note: _______________________________________

Libro di bordo dell'emicrania

Libro di bordo dell'emicrania

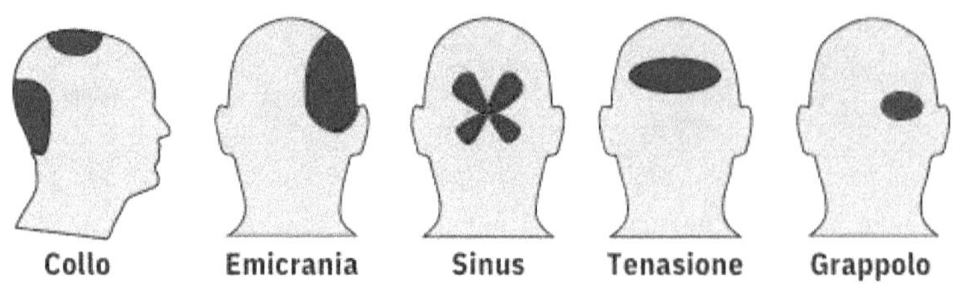

DATA:_________________   TEMPO [ ]:_________________   _________________

☐   ☐   ☐   ☐   ☐   ☐   🌡_________________

Gravità del dolore

1	2	3	4	5	6	7	8	9	10

Grilletto

☐ Fame	☐ L'insonnia
☐ Luci luminose	☐ Malattia
☐ Caffè	☐ Stanchezza
☐ Stress al lavoro	☐ Odori/ Profumi
☐ Stress a casa	☐ Movimento
☐ Pasti saltati	☐ Affaticamento degli occhi
☐ Ansia	☐ _____________

Misure di soccorso

Farmaci	
Acqua	
Dormire	
Esercizio	
Altro	
Altro	

Note: _________________

Libro di bordo dell'emicrania

Libro di bordo dell'emicrania

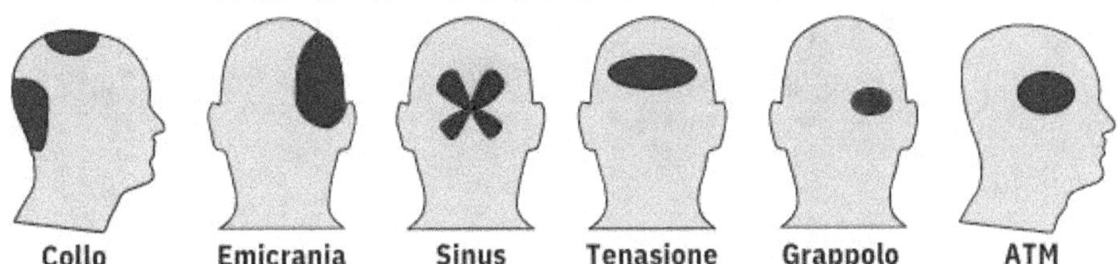

DATA:_____________________   TEMPO [ ]:_____________   _____________

Gravità del dolore

1	2	3	4	5	6	7	8	9	10

Grilletto

- ☐ Fame
- ☐ Luci luminose
- ☐ Caffè
- ☐ Stress al lavoro
- ☐ Stress a casa
- ☐ Pasti saltati
- ☐ Ansia

- ☐ L'insonnia
- ☐ Malattia
- ☐ Stanchezza
- ☐ Odori/ Profumi
- ☐ Movimento
- ☐ Affaticamento degli occhi
- ☐ _____________

Misure di soccorso

Farmaci	
Acqua	
Dormire	
Esercizio	
Altro	
Altro	

Note: ____

Libro di bordo dell'emicrania

Libro di bordo dell'emicrania

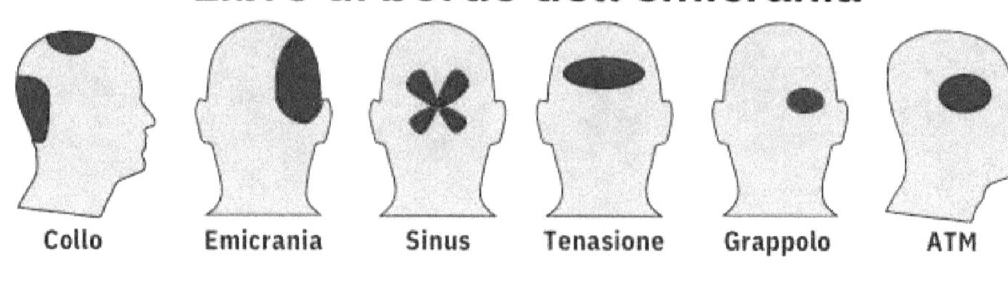

DATA:________________   TEMPO [ ]:________________ ________________

☐   ☐   ☐   ☐   ☐   ☐

Gravità del dolore

1	2	3	4	5	6	7	8	9	10

Grilletto

☐ Fame   ☐ L'insonnia

☐ Luci luminose   ☐ Malattia

☐ Caffè   ☐ Stanchezza

☐ Stress al lavoro   ☐ Odori/ Profumi

☐ Stress a casa   ☐ Movimento

☐ Pasti saltati   ☐ Affaticamento degli occhi

☐ Ansia   ☐ ________________

Misure di soccorso

Farmaci	
Acqua	
Dormire	
Esercizio	
Altro	
Altro	

Note: ________________

Libro di bordo dell'emicrania

Libro di bordo dell'emicrania

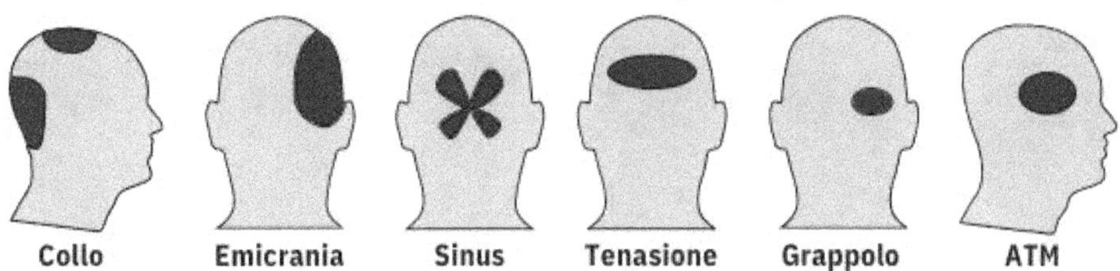

DATA:____________________   TEMPO [ ]:____________________ ____________________

☐   ☐   ☐   ☐   ☐   ☐   ____________________

Gravità del dolore

1	2	3	4	5	6	7	8	9	10

Grilletto

☐ Fame

☐ Luci luminose

☐ Caffè

☐ Stress al lavoro

☐ Stress a casa

☐ Pasti saltati

☐ Ansia

☐ L'insonnia

☐ Malattia

☐ Stanchezza

☐ Odori/ Profumi

☐ Movimento

☐ Affaticamento degli occhi

☐ ____________________

Misure di soccorso

Farmaci	
Acqua	
Dormire	
Esercizio	
Altro	
Altro	

Note: ____________________

Libro di bordo dell'emicrania

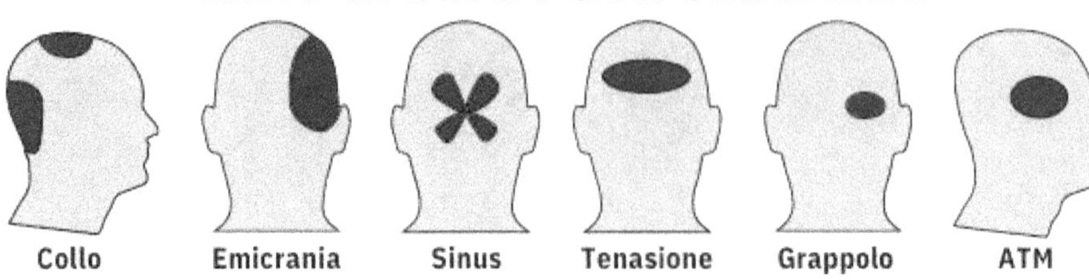

DATA:______________   TEMPO [ ]:______________   ______________

☐   ☐   ☐   ☐   ☐   ☐   ______________

Gravità del dolore

1	2	3	4	5	6	7	8	9	10

Grilletto

☐ Fame	☐ L'insonnia
☐ Luci luminose	☐ Malattia
☐ Caffè	☐ Stanchezza
☐ Stress al lavoro	☐ Odori/ Profumi
☐ Stress a casa	☐ Movimento
☐ Pasti saltati	☐ Affaticamento degli occhi
☐ Ansia	☐ ______________

Misure di soccorso

Farmaci	
Acqua	
Dormire	
Esercizio	
Altro	
Altro	

Note:

Libro di bordo dell'emicrania

Libro di bordo dell'emicrania

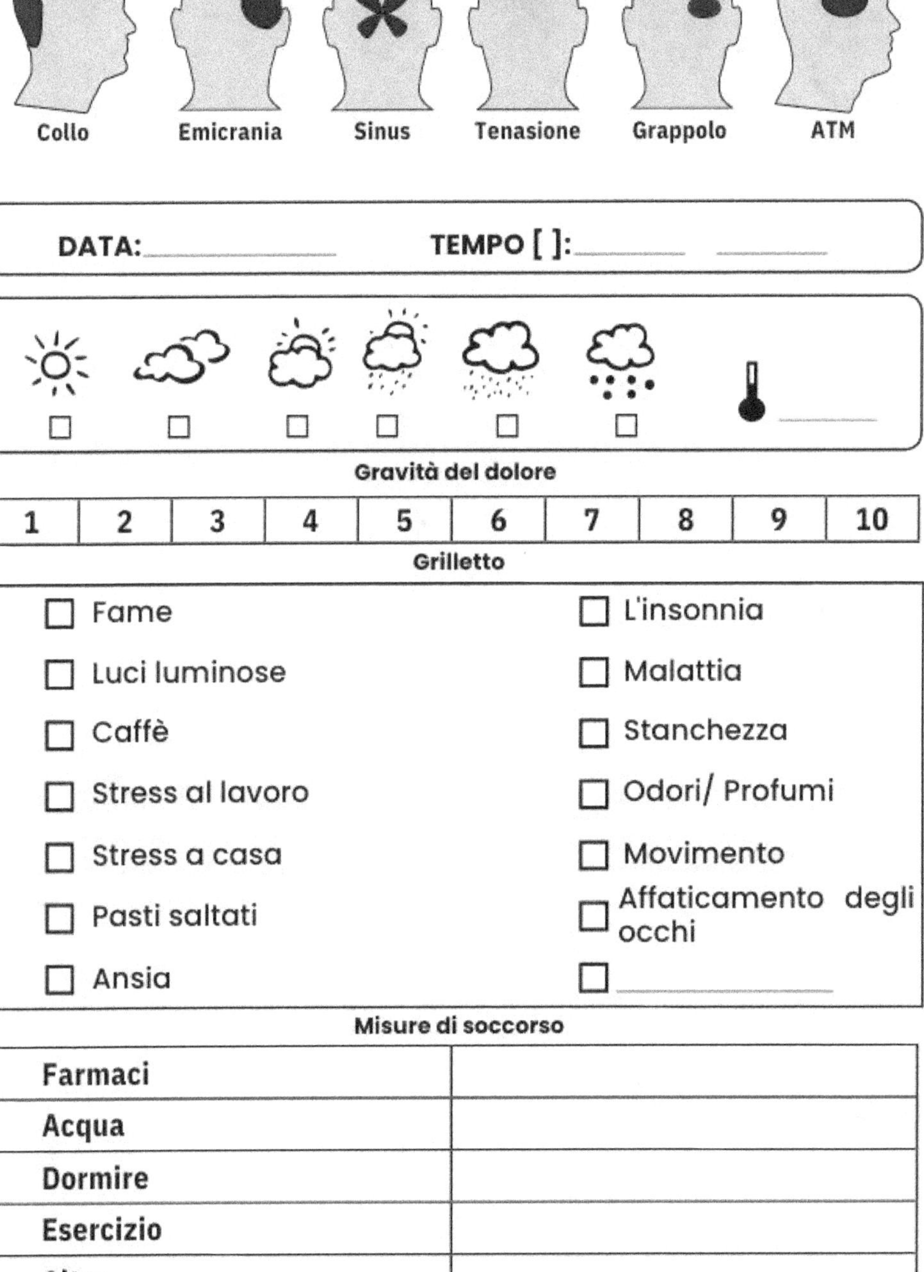

DATA:_______________   TEMPO [ ]:_______________ _______________

Gravità del dolore

1	2	3	4	5	6	7	8	9	10

Grilletto

- ☐ Fame
- ☐ Luci luminose
- ☐ Caffè
- ☐ Stress al lavoro
- ☐ Stress a casa
- ☐ Pasti saltati
- ☐ Ansia

- ☐ L'insonnia
- ☐ Malattia
- ☐ Stanchezza
- ☐ Odori/ Profumi
- ☐ Movimento
- ☐ Affaticamento degli occhi
- ☐ _______________

Misure di soccorso

Farmaci	
Acqua	
Dormire	
Esercizio	
Altro	
Altro	

Note: _______________

Libro di bordo dell'emicrania

Libro di bordo dell'emicrania

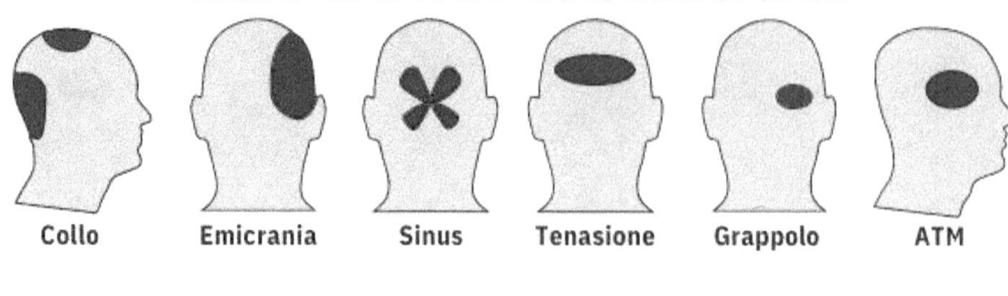

DATA:____________________   TEMPO [ ]:____________________

☐   ☐   ☐   ☐   ☐   ☐

Gravità del dolore

1	2	3	4	5	6	7	8	9	10

Grilletto

☐ Fame		☐ L'insonnia
☐ Luci luminose		☐ Malattia
☐ Caffè		☐ Stanchezza
☐ Stress al lavoro		☐ Odori/ Profumi
☐ Stress a casa		☐ Movimento
☐ Pasti saltati		☐ Affaticamento degli occhi
☐ Ansia		☐ ____________

Misure di soccorso

Farmaci	
Acqua	
Dormire	
Esercizio	
Altro	
Altro	

Note: ____________________

Libro di bordo dell'emicrania

Libro di bordo dell'emicrania

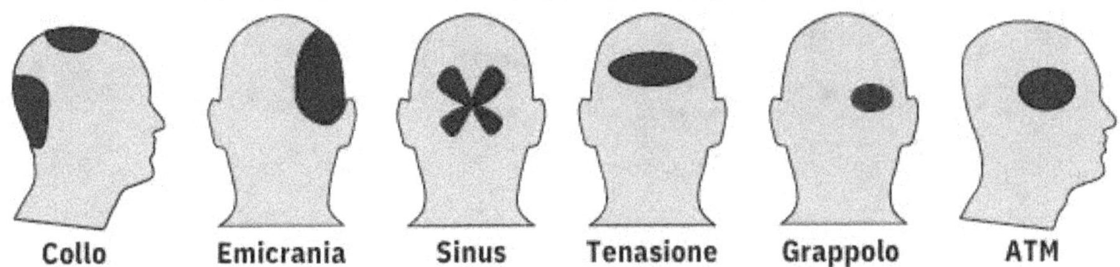

DATA:________________   TEMPO [ ]:________________

☐   ☐   ☐   ☐   ☐   ☐   🌡________

Gravità del dolore

1	2	3	4	5	6	7	8	9	10

Grilletto

☐ Fame	☐ L'insonnia
☐ Luci luminose	☐ Malattia
☐ Caffè	☐ Stanchezza
☐ Stress al lavoro	☐ Odori/ Profumi
☐ Stress a casa	☐ Movimento
☐ Pasti saltati	☐ Affaticamento degli occhi
☐ Ansia	☐ ________________

Misure di soccorso

Farmaci	
Acqua	
Dormire	
Esercizio	
Altro	
Altro	

Note: ________________

Libro di bordo dell'emicrania

Libro di bordo dell'emicrania

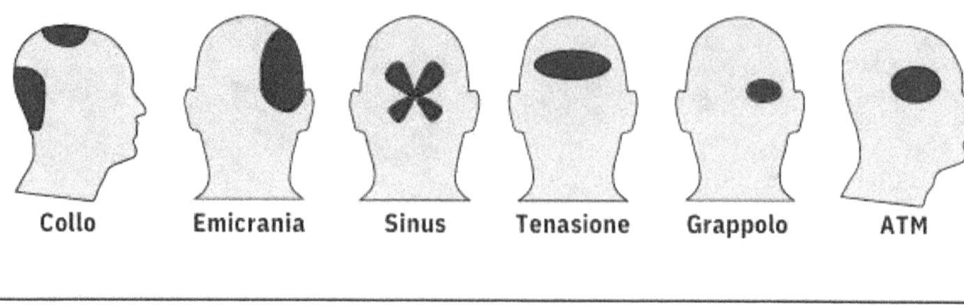

DATA:_______________   TEMPO [ ]:_______________   _______________

☐   ☐   ☐   ☐   ☐   ☐

Gravità del dolore

1	2	3	4	5	6	7	8	9	10

Grilletto

☐ Fame		☐ L'insonnia	
☐ Luci luminose		☐ Malattia	
☐ Caffè		☐ Stanchezza	
☐ Stress al lavoro		☐ Odori/ Profumi	
☐ Stress a casa		☐ Movimento	
☐ Pasti saltati		☐ Affaticamento degli occhi	
☐ Ansia		☐ ___________	

Misure di soccorso

Farmaci	
Acqua	
Dormire	
Esercizio	
Altro	
Altro	

Note: _______________

Libro di bordo dell'emicrania

Libro di bordo dell'emicrania

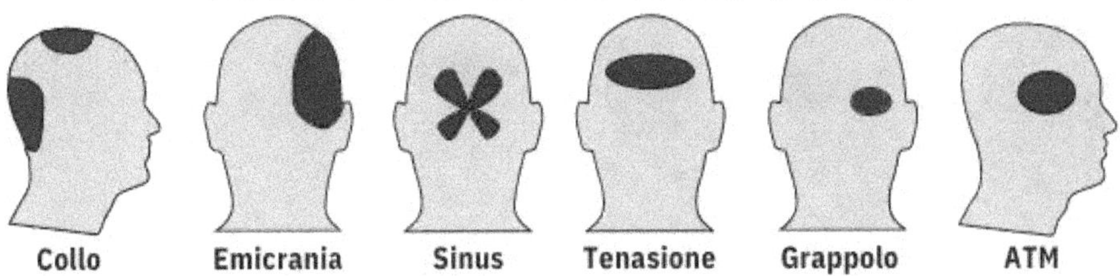

DATA:______________________   TEMPO [ ]:______________ __________

☐   ☐   ☐   ☐   ☐   ☐

Gravità del dolore

1	2	3	4	5	6	7	8	9	10

Grilletto

☐ Fame	☐ L'insonnia
☐ Luci luminose	☐ Malattia
☐ Caffè	☐ Stanchezza
☐ Stress al lavoro	☐ Odori/ Profumi
☐ Stress a casa	☐ Movimento
☐ Pasti saltati	☐ Affaticamento degli occhi
☐ Ansia	☐ ______________

Misure di soccorso

Farmaci	
Acqua	
Dormire	
Esercizio	
Altro	
Altro	

Note: _______________________________

Libro di bordo dell'emicrania

Libro di bordo dell'emicrania

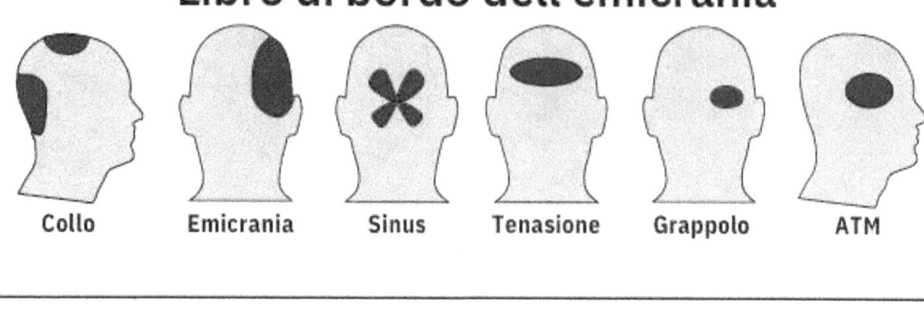

DATA:___________________   TEMPO [ ]:___________________

□ □ □ □ □ □

Gravità del dolore

1	2	3	4	5	6	7	8	9	10

Grilletto

□ Fame   □ L'insonnia

□ Luci luminose   □ Malattia

□ Caffè   □ Stanchezza

□ Stress al lavoro   □ Odori/ Profumi

□ Stress a casa   □ Movimento

□ Pasti saltati   □ Affaticamento degli occhi

□ Ansia   □ _______________

Misure di soccorso

Farmaci	
Acqua	
Dormire	
Esercizio	
Altro	
Altro	

Note: _______________________________

Libro di bordo dell'emicrania

Libro di bordo dell'emicrania

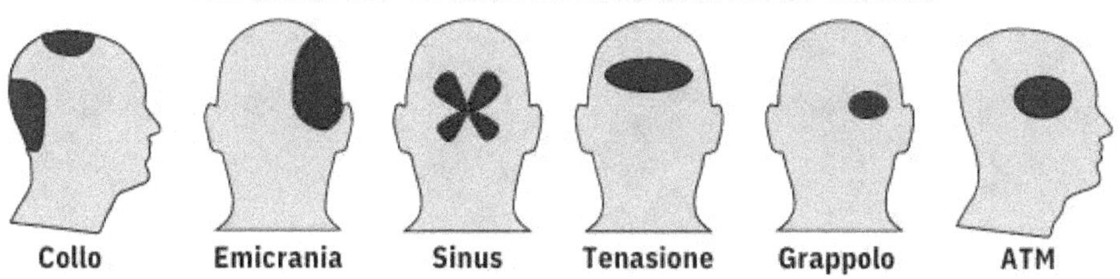

DATA:______________________   TEMPO [ ]:__________________________

☐ ☐ ☐ ☐ ☐ ☐

Gravità del dolore

1	2	3	4	5	6	7	8	9	10

Grilletto

☐ Fame   ☐ L'insonnia

☐ Luci luminose   ☐ Malattia

☐ Caffè   ☐ Stanchezza

☐ Stress al lavoro   ☐ Odori/ Profumi

☐ Stress a casa   ☐ Movimento

☐ Pasti saltati   ☐ Affaticamento degli occhi

☐ Ansia   ☐ _______________

Misure di soccorso

Farmaci	
Acqua	
Dormire	
Esercizio	
Altro	
Altro	

Note: _______________

Libro di bordo dell'emicrania

Libro di bordo dell'emicrania

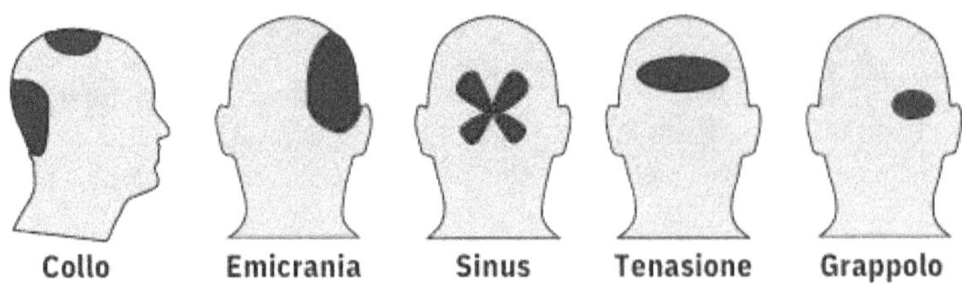

DATA:___________________ TEMPO [ ]:___________________

☐ ☐ ☐ ☐ ☐ ☐ 🌡 ________

Gravità del dolore

1	2	3	4	5	6	7	8	9	10

Grilletto

☐ Fame   ☐ L'insonnia

☐ Luci luminose   ☐ Malattia

☐ Caffè   ☐ Stanchezza

☐ Stress al lavoro   ☐ Odori/ Profumi

☐ Stress a casa   ☐ Movimento

☐ Pasti saltati   ☐ Affaticamento degli occhi

☐ Ansia   ☐ ________

Misure di soccorso

Farmaci	
Acqua	
Dormire	
Esercizio	
Altro	
Altro	

Note: ________

Libro di bordo dell'emicrania

Libro di bordo dell'emicrania

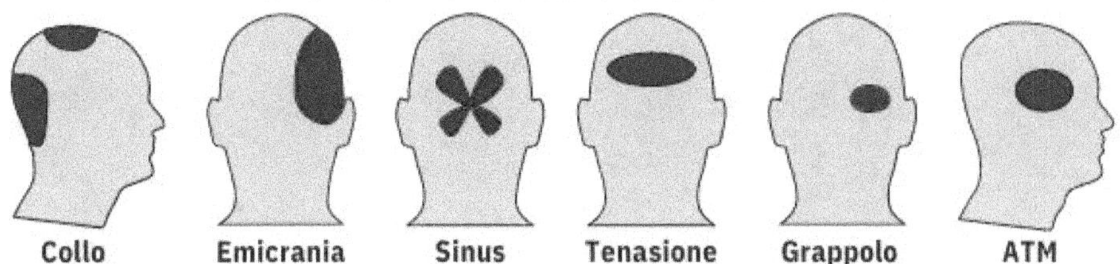

DATA:_______________   TEMPO [ ]:__________________

Gravità del dolore

1	2	3	4	5	6	7	8	9	10

Grilletto

☐ Fame		☐ L'insonnia	
☐ Luci luminose		☐ Malattia	
☐ Caffè		☐ Stanchezza	
☐ Stress al lavoro		☐ Odori/ Profumi	
☐ Stress a casa		☐ Movimento	
☐ Pasti saltati		☐ Affaticamento degli occhi	
☐ Ansia		☐ _____________	

Misure di soccorso

Farmaci	
Acqua	
Dormire	
Esercizio	
Altro	
Altro	

Note: ____

Libro di bordo dell'emicrania

Libro di bordo dell'emicrania

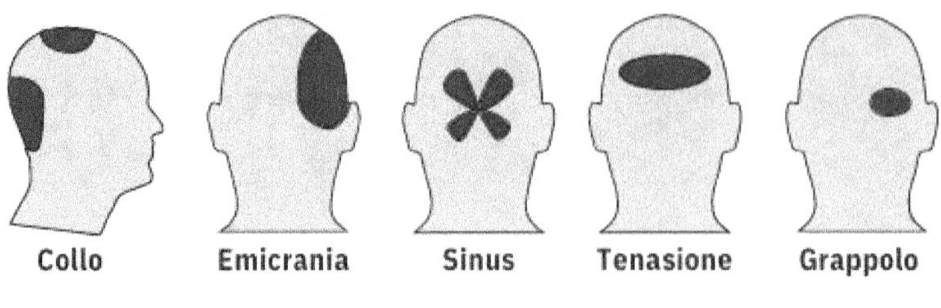

DATA:___________________   TEMPO [ ]:___________________   ___________________

☐   ☐   ☐   ☐   ☐   ☐

Gravità del dolore

1	2	3	4	5	6	7	8	9	10

Grilletto

☐ Fame	☐ L'insonnia
☐ Luci luminose	☐ Malattia
☐ Caffè	☐ Stanchezza
☐ Stress al lavoro	☐ Odori/ Profumi
☐ Stress a casa	☐ Movimento
☐ Pasti saltati	☐ Affaticamento degli occhi
☐ Ansia	☐ __________

Misure di soccorso

Farmaci	
Acqua	
Dormire	
Esercizio	
Altro	
Altro	

Note: ___________________

Libro di bordo dell'emicrania

Libro di bordo dell'emicrania

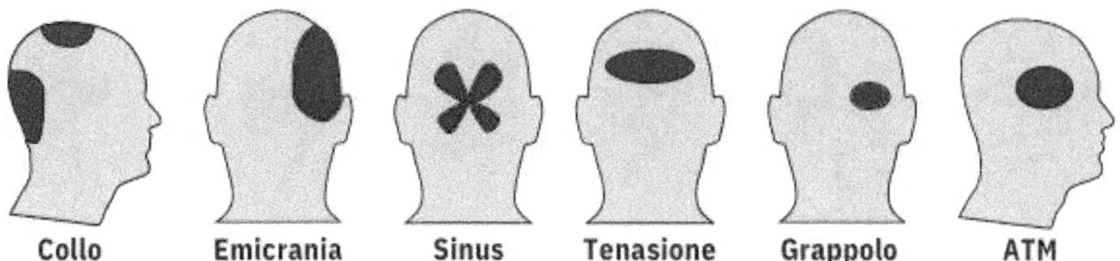

DATA:________________   TEMPO [ ]:____________ __________

Gravità del dolore

1	2	3	4	5	6	7	8	9	10

Grilletto

☐ Fame		☐ L'insonnia	
☐ Luci luminose		☐ Malattia	
☐ Caffè		☐ Stanchezza	
☐ Stress al lavoro		☐ Odori/ Profumi	
☐ Stress a casa		☐ Movimento	
☐ Pasti saltati		☐ Affaticamento degli occhi	
☐ Ansia		☐ ________________	

Misure di soccorso

Farmaci	
Acqua	
Dormire	
Esercizio	
Altro	
Altro	

Note: ____

Libro di bordo dell'emicrania

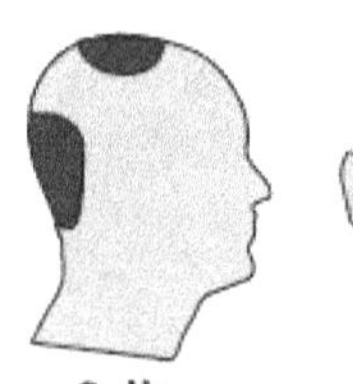 Collo
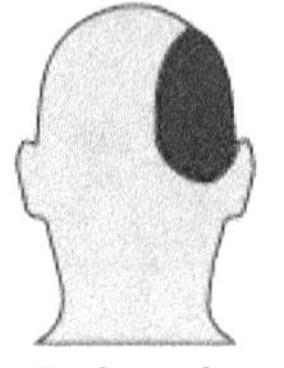 Emicrania
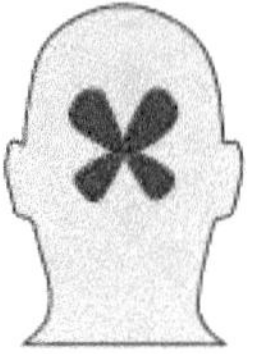 Sinus
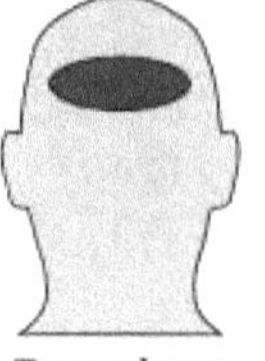 Tenasione
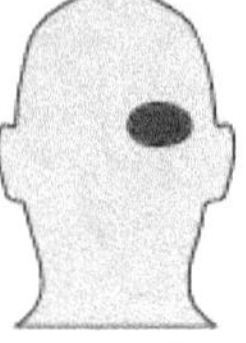 Grappolo
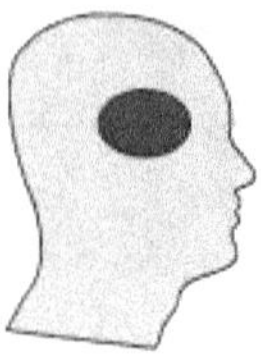 ATM

DATA:_______________   TEMPO [ ]:____________ ____________

Gravità del dolore

1	2	3	4	5	6	7	8	9	10

Grilletto

☐ Fame   ☐ L'insonnia

☐ Luci luminose   ☐ Malattia

☐ Caffè   ☐ Stanchezza

☐ Stress al lavoro   ☐ Odori/ Profumi

☐ Stress a casa   ☐ Movimento

☐ Pasti saltati   ☐ Affaticamento degli occhi

☐ Ansia   ☐ _______________

Misure di soccorso

Farmaci	
Acqua	
Dormire	
Esercizio	
Altro	
Altro	

Note: _______________________________

Libro di bordo dell'emicrania

Libro di bordo dell'emicrania

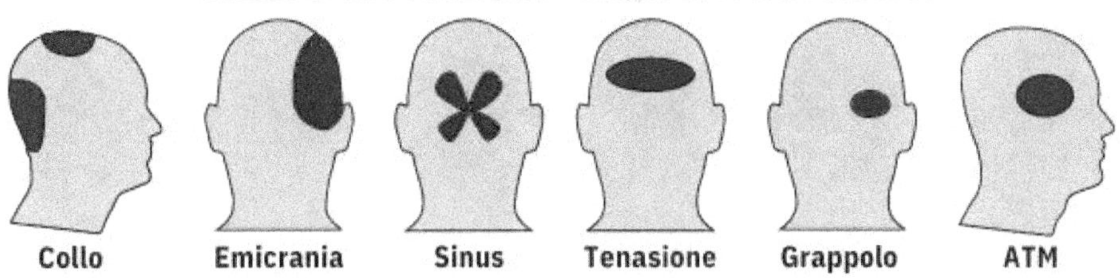

DATA:___________________   TEMPO [ ]:________________   ___________

☐ ☐ ☐ ☐ ☐ ☐

Gravità del dolore

1	2	3	4	5	6	7	8	9	10

Grilletto

☐ Fame	☐ L'insonnia
☐ Luci luminose	☐ Malattia
☐ Caffè	☐ Stanchezza
☐ Stress al lavoro	☐ Odori/ Profumi
☐ Stress a casa	☐ Movimento
☐ Pasti saltati	☐ Affaticamento degli occhi
☐ Ansia	☐ _______________

Misure di soccorso

Farmaci	
Acqua	
Dormire	
Esercizio	
Altro	
Altro	

Note: ____

Libro di bordo dell'emicrania

Libro di bordo dell'emicrania

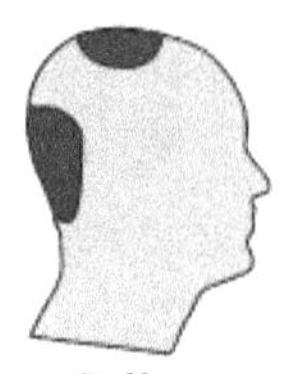 Collo   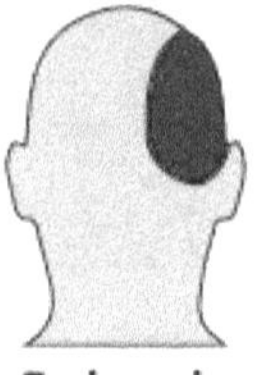 Emicrania   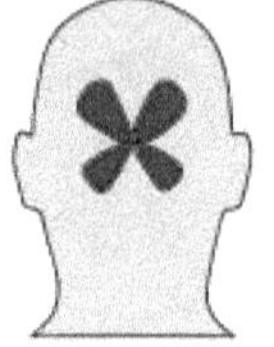 Sinus   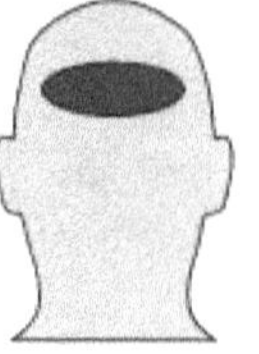 Tenasione   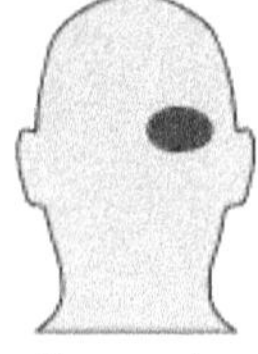 Grappolo   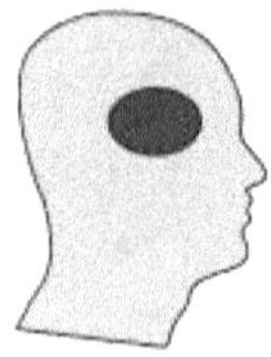 ATM

DATA:_______________ TEMPO [ ]:_________________

Gravità del dolore

1	2	3	4	5	6	7	8	9	10

Grilletto

☐ Fame	☐ L'insonnia
☐ Luci luminose	☐ Malattia
☐ Caffè	☐ Stanchezza
☐ Stress al lavoro	☐ Odori/ Profumi
☐ Stress a casa	☐ Movimento
☐ Pasti saltati	☐ Affaticamento degli occhi
☐ Ansia	☐ _______________

Misure di soccorso

Farmaci	
Acqua	
Dormire	
Esercizio	
Altro	
Altro	

Note: _______________

Libro di bordo dell'emicrania

Libro di bordo dell'emicrania

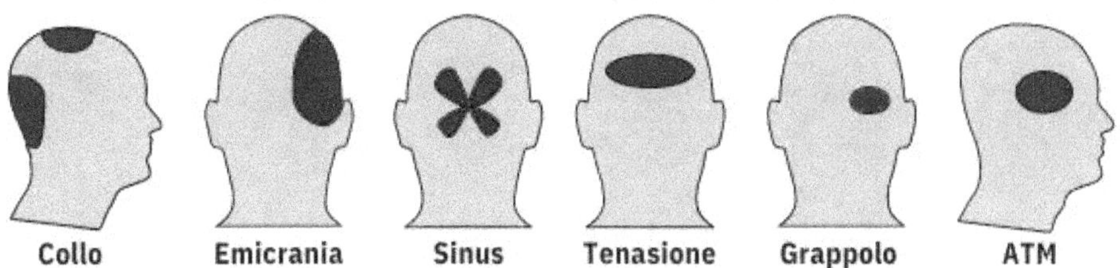

DATA:_____________ TEMPO [ ]:_________________

Gravità del dolore

1	2	3	4	5	6	7	8	9	10

Grilletto

- ☐ Fame
- ☐ Luci luminose
- ☐ Caffè
- ☐ Stress al lavoro
- ☐ Stress a casa
- ☐ Pasti saltati
- ☐ Ansia

- ☐ L'insonnia
- ☐ Malattia
- ☐ Stanchezza
- ☐ Odori/ Profumi
- ☐ Movimento
- ☐ Affaticamento degli occhi
- ☐ _____________

Misure di soccorso

Farmaci	
Acqua	
Dormire	
Esercizio	
Altro	
Altro	

Note: _____________

Libro di bordo dell'emicrania

Libro di bordo dell'emicrania

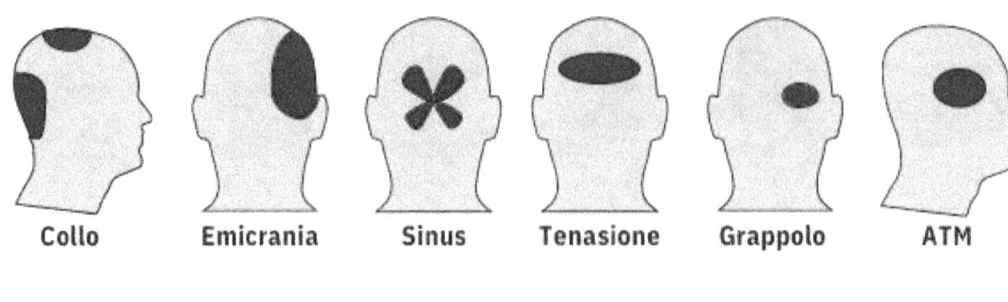

DATA:_______________   TEMPO [ ]:_____________   _______________

☐   ☐   ☐   ☐   ☐   ☐

Gravità del dolore

1	2	3	4	5	6	7	8	9	10

Grilletto

☐ Fame		☐ L'insonnia	
☐ Luci luminose		☐ Malattia	
☐ Caffè		☐ Stanchezza	
☐ Stress al lavoro		☐ Odori/ Profumi	
☐ Stress a casa		☐ Movimento	
☐ Pasti saltati		☐ Affaticamento degli occhi	
☐ Ansia		☐ _______________	

Misure di soccorso

Farmaci	
Acqua	
Dormire	
Esercizio	
Altro	
Altro	

Note: _______________

Libro di bordo dell'emicrania

Libro di bordo dell'emicrania

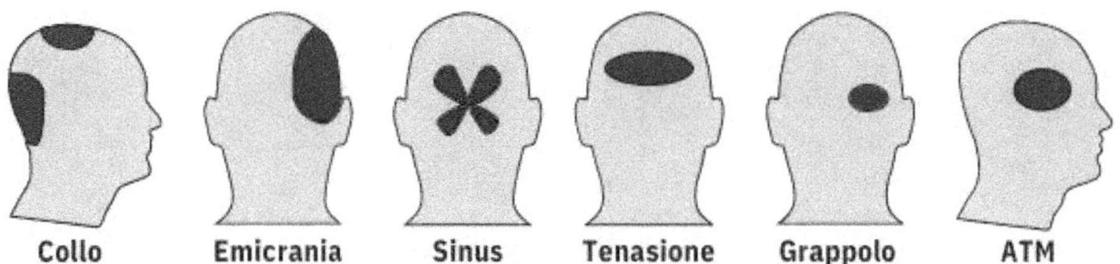

DATA:___________________ TEMPO [ ]:___________________

Gravità del dolore

1	2	3	4	5	6	7	8	9	10

Grilletto

☐ Fame   ☐ L'insonnia

☐ Luci luminose   ☐ Malattia

☐ Caffè   ☐ Stanchezza

☐ Stress al lavoro   ☐ Odori/ Profumi

☐ Stress a casa   ☐ Movimento

☐ Pasti saltati   ☐ Affaticamento degli occhi

☐ Ansia   ☐ ___________________

Misure di soccorso

Farmaci	
Acqua	
Dormire	
Esercizio	
Altro	
Altro	

Note: ___________________

Libro di bordo dell'emicrania

Libro di bordo dell'emicrania

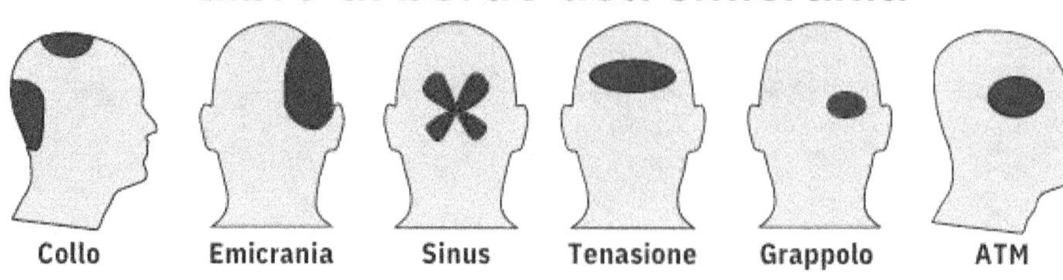

DATA:_______________ TEMPO [ ]:_______________

Gravità del dolore

1	2	3	4	5	6	7	8	9	10

Grilletto

☐ Fame	☐ L'insonnia
☐ Luci luminose	☐ Malattia
☐ Caffè	☐ Stanchezza
☐ Stress al lavoro	☐ Odori/ Profumi
☐ Stress a casa	☐ Movimento
☐ Pasti saltati	☐ Affaticamento degli occhi
☐ Ansia	☐ _______________

Misure di soccorso

Farmaci	
Acqua	
Dormire	
Esercizio	
Altro	
Altro	

Note:

Libro di bordo dell'emicrania

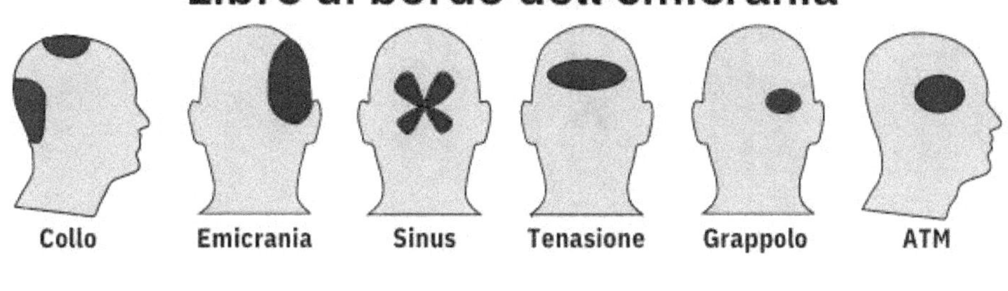

DATA:______________________   TEMPO [ ]:____________   ____________

☐   ☐   ☐   ☐   ☐   ☐

Gravità del dolore

1	2	3	4	5	6	7	8	9	10

Grilletto

☐ Fame	☐ L'insonnia
☐ Luci luminose	☐ Malattia
☐ Caffè	☐ Stanchezza
☐ Stress al lavoro	☐ Odori/ Profumi
☐ Stress a casa	☐ Movimento
☐ Pasti saltati	☐ Affaticamento degli occhi
☐ Ansia	☐ ______________

Misure di soccorso

Farmaci	
Acqua	
Dormire	
Esercizio	
Altro	
Altro	

Note:______________________

Libro di bordo dell'emicrania

Libro di bordo dell'emicrania

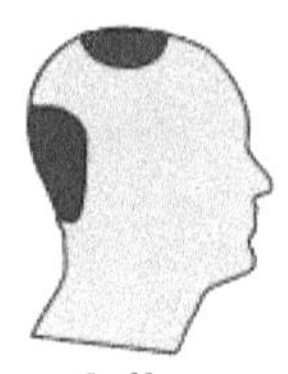 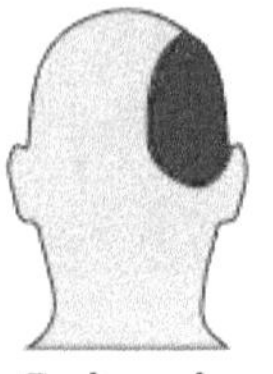 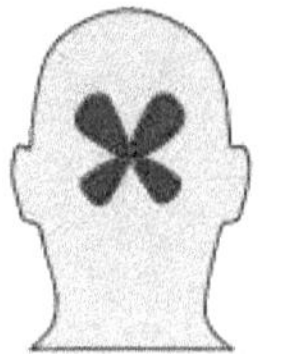 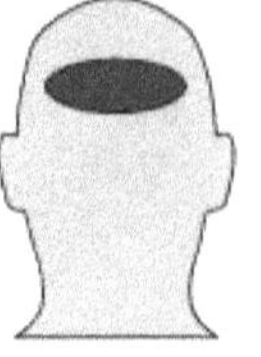 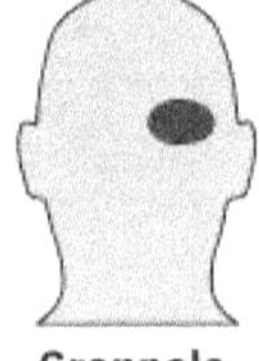 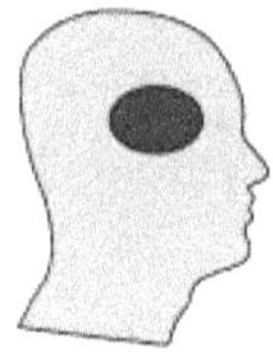

| Collo | Emicrania | Sinus | Tenasione | Grappolo | ATM |

DATA:_______________ TEMPO [ ]:_______________

☀ ☁ ⛅ 🌧 ☔ 🌨 🌡
☐ ☐ ☐ ☐ ☐ ☐

Gravità del dolore

1	2	3	4	5	6	7	8	9	10

Grilletto

☐ Fame	☐ L'insonnia
☐ Luci luminose	☐ Malattia
☐ Caffè	☐ Stanchezza
☐ Stress al lavoro	☐ Odori/ Profumi
☐ Stress a casa	☐ Movimento
☐ Pasti saltati	☐ Affaticamento degli occhi
☐ Ansia	☐ _____________

Misure di soccorso

Farmaci	
Acqua	
Dormire	
Esercizio	
Altro	
Altro	

Note:

Libro di bordo dell'emicrania

Libro di bordo dell'emicrania

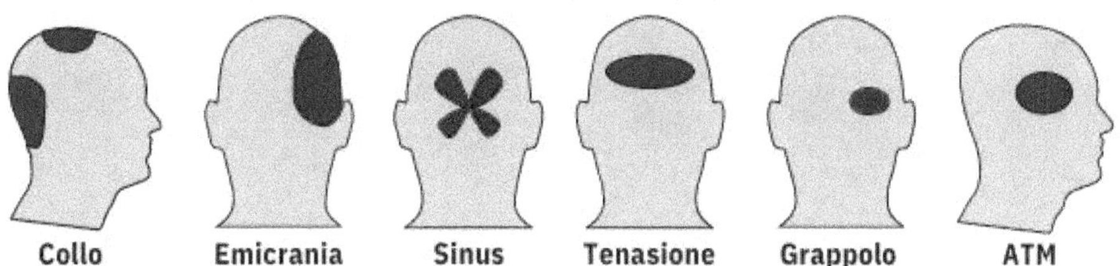

DATA:_______________   TEMPO [ ]:_______________

Gravità del dolore

1	2	3	4	5	6	7	8	9	10

Grilletto

☐ Fame	☐ L'insonnia
☐ Luci luminose	☐ Malattia
☐ Caffè	☐ Stanchezza
☐ Stress al lavoro	☐ Odori/ Profumi
☐ Stress a casa	☐ Movimento
☐ Pasti saltati	☐ Affaticamento degli occhi
☐ Ansia	☐ _______________

Misure di soccorso

Farmaci	
Acqua	
Dormire	
Esercizio	
Altro	
Altro	

Note: _______________

Libro di bordo dell'emicrania

Libro di bordo dell'emicrania

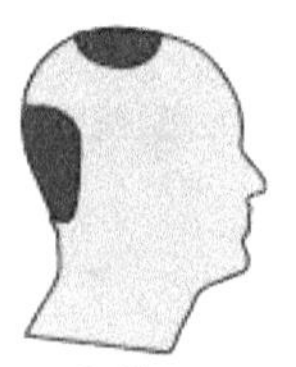 Collo
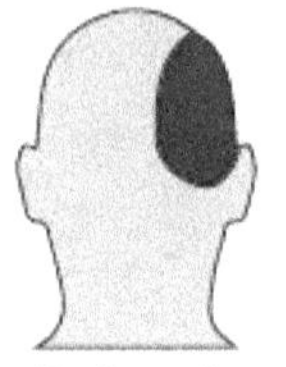 Emicrania
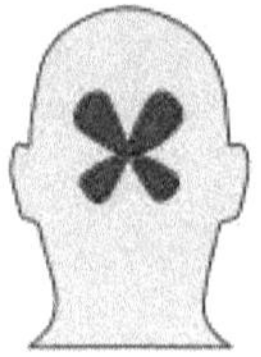 Sinus
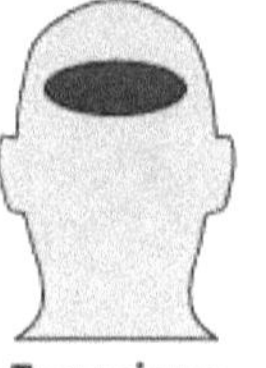 Tenasione
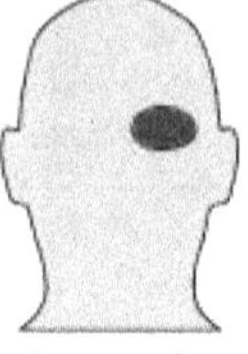 Grappolo
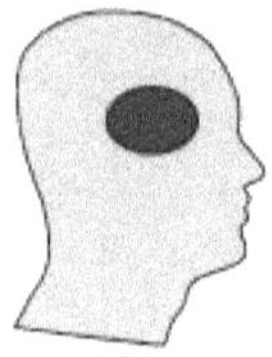 ATM

DATA:________________   TEMPO [ ]:__________   __________

☐   ☐   ☐   ☐   ☐   ☐

Gravità del dolore

1	2	3	4	5	6	7	8	9	10

Grilletto

☐ Fame

☐ Luci luminose

☐ Caffè

☐ Stress al lavoro

☐ Stress a casa

☐ Pasti saltati

☐ Ansia

☐ L'insonnia

☐ Malattia

☐ Stanchezza

☐ Odori/ Profumi

☐ Movimento

☐ Affaticamento degli occhi

☐ ________________

Misure di soccorso

Farmaci	
Acqua	
Dormire	
Esercizio	
Altro	
Altro	

Note: ________________

Libro di bordo dell'emicrania

Libro di bordo dell'emicrania

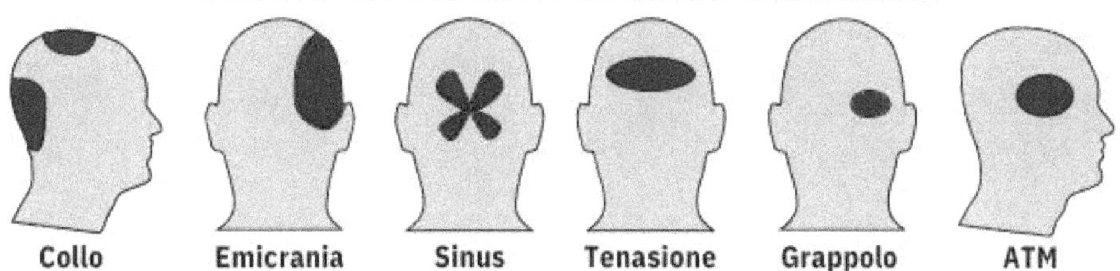

DATA:________________   TEMPO [ ]:__________   __________

☐ ☐ ☐ ☐ ☐ ☐ 🌡 __________

Gravità del dolore

1	2	3	4	5	6	7	8	9	10

Grilletto

☐ Fame		☐ L'insonnia	
☐ Luci luminose		☐ Malattia	
☐ Caffè		☐ Stanchezza	
☐ Stress al lavoro		☐ Odori/ Profumi	
☐ Stress a casa		☐ Movimento	
☐ Pasti saltati		☐ Affaticamento degli occhi	
☐ Ansia		☐ ____________	

Misure di soccorso

Farmaci	
Acqua	
Dormire	
Esercizio	
Altro	
Altro	

Note: ____

Libro di bordo dell'emicrania

Libro di bordo dell'emicrania

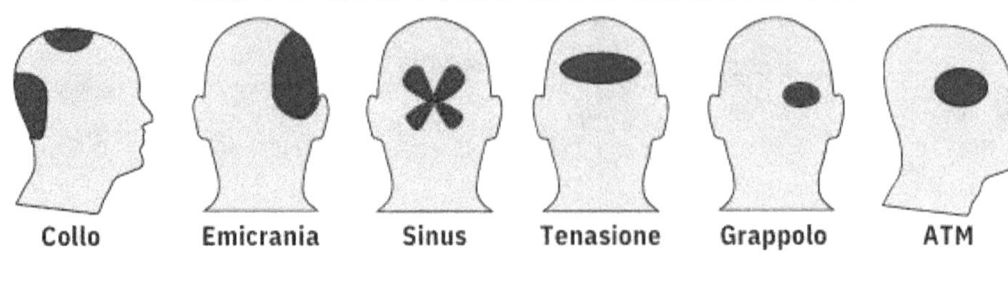

DATA:_______________   **TEMPO [ ]:**_________________

☐   ☐   ☐   ☐   ☐   ☐

Gravità del dolore

1	2	3	4	5	6	7	8	9	10

Grilletto

☐ Fame	☐ L'insonnia
☐ Luci luminose	☐ Malattia
☐ Caffè	☐ Stanchezza
☐ Stress al lavoro	☐ Odori/ Profumi
☐ Stress a casa	☐ Movimento
☐ Pasti saltati	☐ Affaticamento degli occhi
☐ Ansia	☐ _______________

Misure di soccorso

Farmaci	
Acqua	
Dormire	
Esercizio	
Altro	
Altro	

Note: _______________

Libro di bordo dell'emicrania

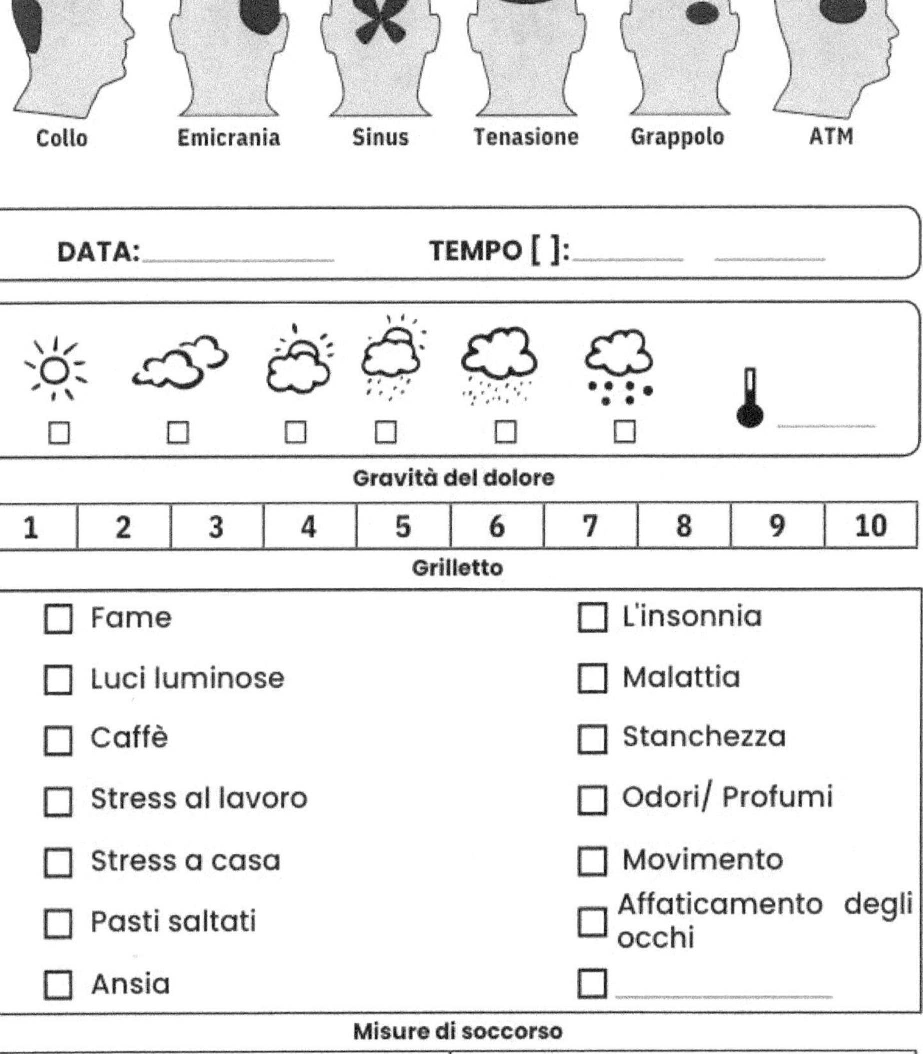

DATA:___________________   TEMPO [ ]:______________   ______________

Gravità del dolore

1	2	3	4	5	6	7	8	9	10

Grilletto

☐ Fame	☐ L'insonnia
☐ Luci luminose	☐ Malattia
☐ Caffè	☐ Stanchezza
☐ Stress al lavoro	☐ Odori/ Profumi
☐ Stress a casa	☐ Movimento
☐ Pasti saltati	☐ Affaticamento degli occhi
☐ Ansia	☐ _______________

Misure di soccorso

Farmaci	
Acqua	
Dormire	
Esercizio	
Altro	
Altro	

Note: ____

Libro di bordo dell'emicrania

Libro di bordo dell'emicrania

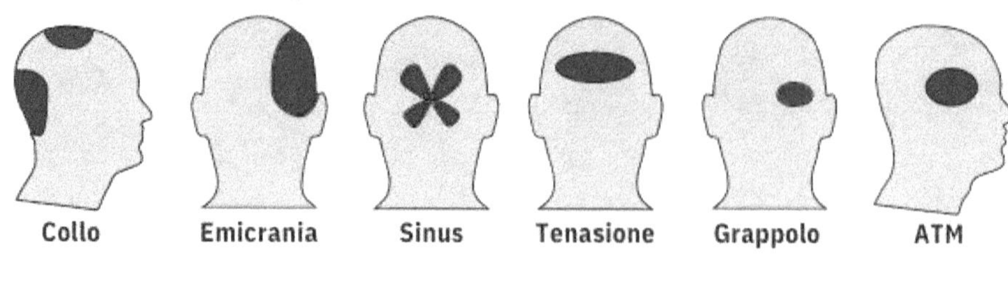

DATA:_______________ TEMPO [ ]:_______________

Gravità del dolore

1	2	3	4	5	6	7	8	9	10

Grilletto

☐ Fame

☐ Luci luminose

☐ Caffè

☐ Stress al lavoro

☐ Stress a casa

☐ Pasti saltati

☐ Ansia

☐ L'insonnia

☐ Malattia

☐ Stanchezza

☐ Odori/ Profumi

☐ Movimento

☐ Affaticamento degli occhi

☐ _______________

Misure di soccorso

Farmaci	
Acqua	
Dormire	
Esercizio	
Altro	
Altro	

Note:

Libro di bordo dell'emicrania

Libro di bordo dell'emicrania

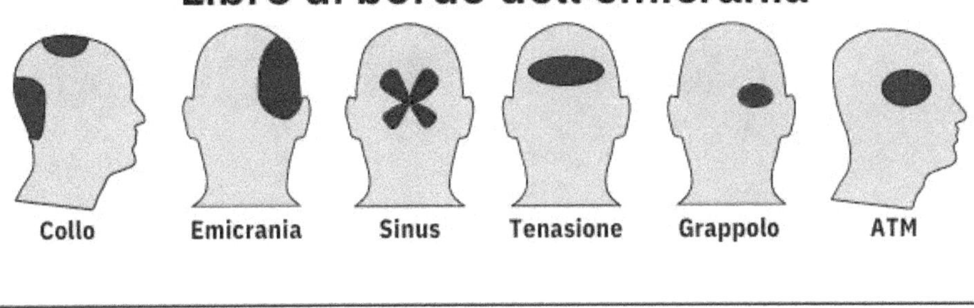

DATA:_______________   TEMPO [ ]:_______________ _______________

Gravità del dolore

1	2	3	4	5	6	7	8	9	10

Grilletto

☐ Fame	☐ L'insonnia
☐ Luci luminose	☐ Malattia
☐ Caffè	☐ Stanchezza
☐ Stress al lavoro	☐ Odori/ Profumi
☐ Stress a casa	☐ Movimento
☐ Pasti saltati	☐ Affaticamento degli occhi
☐ Ansia	☐ _______________

Misure di soccorso

Farmaci	
Acqua	
Dormire	
Esercizio	
Altro	
Altro	

Note: _______________

Libro di bordo dell'emicrania

Libro di bordo dell'emicrania

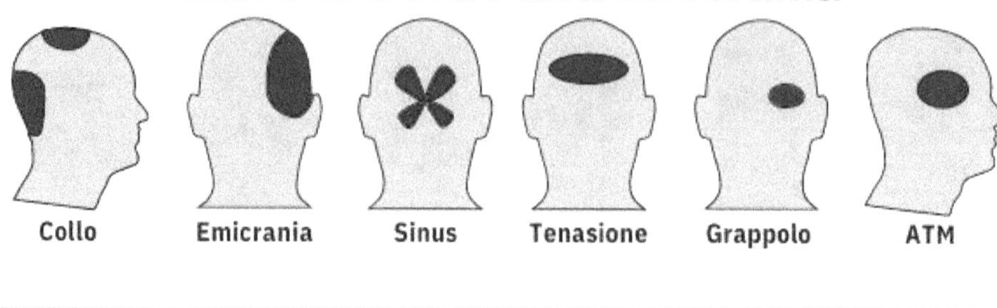

DATA:________________________ TEMPO [ ]:________________________

Gravità del dolore

1	2	3	4	5	6	7	8	9	10

Grilletto

☐ Fame	☐ L'insonnia
☐ Luci luminose	☐ Malattia
☐ Caffè	☐ Stanchezza
☐ Stress al lavoro	☐ Odori/ Profumi
☐ Stress a casa	☐ Movimento
☐ Pasti saltati	☐ Affaticamento degli occhi
☐ Ansia	☐ ____________

Misure di soccorso

Farmaci	
Acqua	
Dormire	
Esercizio	
Altro	
Altro	

Note: ________________________

Libro di bordo dell'emicrania

Libro di bordo dell'emicrania

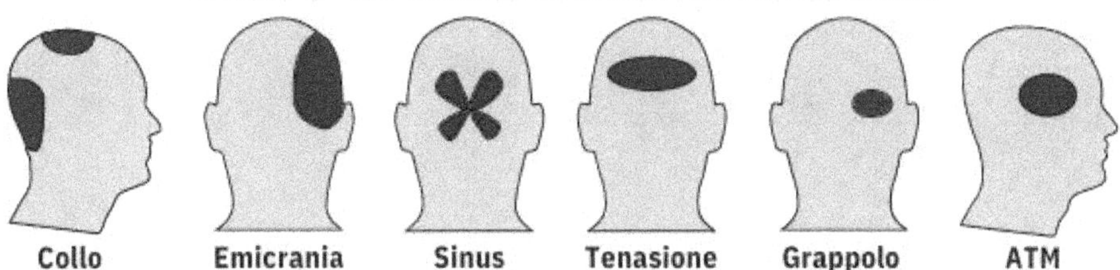

DATA:_______________   TEMPO [ ]:_____________   ___________

☐   ☐   ☐   ☐   ☐   ☐   🌡️ __________

Gravità del dolore

1	2	3	4	5	6	7	8	9	10

Grilletto

☐ Fame	☐ L'insonnia
☐ Luci luminose	☐ Malattia
☐ Caffè	☐ Stanchezza
☐ Stress al lavoro	☐ Odori/ Profumi
☐ Stress a casa	☐ Movimento
☐ Pasti saltati	☐ Affaticamento degli occhi
☐ Ansia	☐ _______________

Misure di soccorso

Farmaci	
Acqua	
Dormire	
Esercizio	
Altro	
Altro	

Note: _________________________________

Libro di bordo dell'emicrania

Libro di bordo dell'emicrania

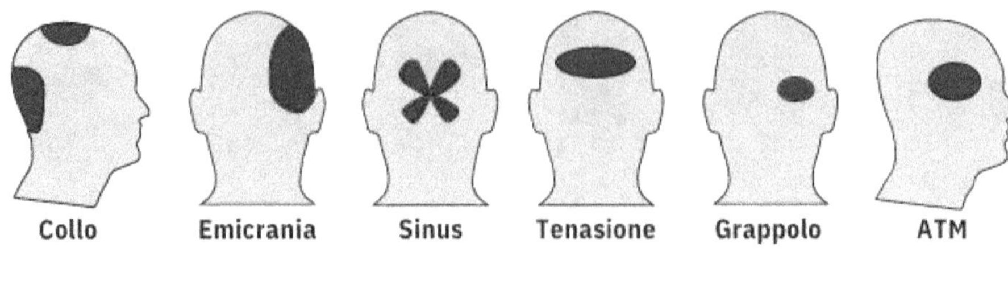

DATA:______________________   TEMPO [ ]:______________________   ______________________

☐   ☐   ☐   ☐   ☐   ☐

Gravità del dolore

1	2	3	4	5	6	7	8	9	10

Grilletto

☐ Fame	☐ L'insonnia
☐ Luci luminose	☐ Malattia
☐ Caffè	☐ Stanchezza
☐ Stress al lavoro	☐ Odori/ Profumi
☐ Stress a casa	☐ Movimento
☐ Pasti saltati	☐ Affaticamento degli occhi
☐ Ansia	☐ ______________

Misure di soccorso

Farmaci	
Acqua	
Dormire	
Esercizio	
Altro	
Altro	

Note: _______________________________

Libro di bordo dell'emicrania

Libro di bordo dell'emicrania

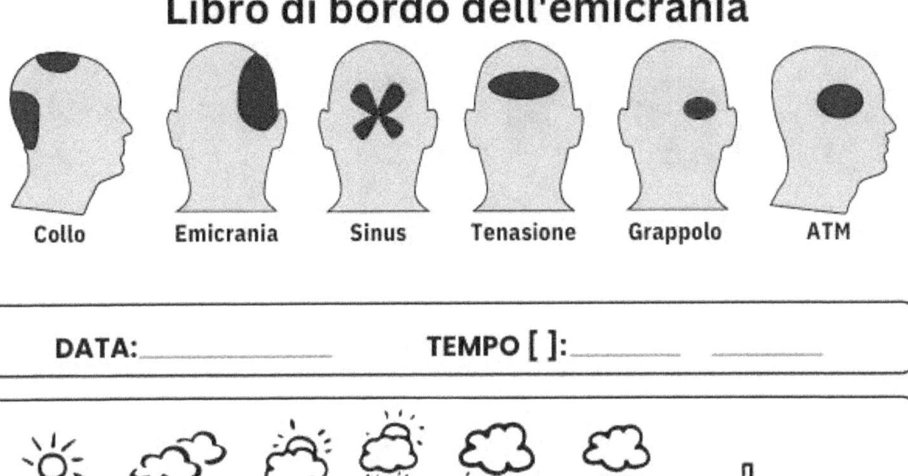

DATA:_______________   TEMPO [ ]:_____________ _____________

☐   ☐   ☐   ☐   ☐   ☐

Gravità del dolore

1	2	3	4	5	6	7	8	9	10

Grilletto

☐ Fame	☐ L'insonnia
☐ Luci luminose	☐ Malattia
☐ Caffè	☐ Stanchezza
☐ Stress al lavoro	☐ Odori/ Profumi
☐ Stress a casa	☐ Movimento
☐ Pasti saltati	☐ Affaticamento degli occhi
☐ Ansia	☐ _______________

Misure di soccorso

Farmaci	
Acqua	
Dormire	
Esercizio	
Altro	
Altro	

Note: _______________

Libro di bordo dell'emicrania

Libro di bordo dell'emicrania

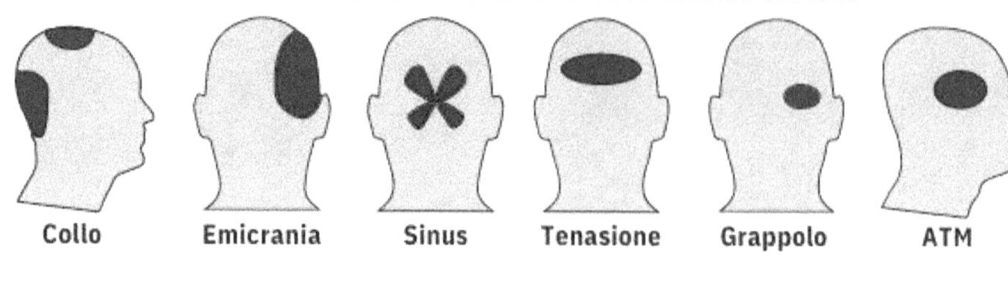

DATA:_______________   TEMPO [ ]:_________________

☐	☐	☐	☐	☐	☐	

Gravità del dolore

1	2	3	4	5	6	7	8	9	10

Grilletto

☐ Fame	☐ L'insonnia
☐ Luci luminose	☐ Malattia
☐ Caffè	☐ Stanchezza
☐ Stress al lavoro	☐ Odori/ Profumi
☐ Stress a casa	☐ Movimento
☐ Pasti saltati	☐ Affaticamento degli occhi
☐ Ansia	☐ _____________

Misure di soccorso

Farmaci	
Acqua	
Dormire	
Esercizio	
Altro	
Altro	

Note: _____________

Libro di bordo dell'emicrania

Libro di bordo dell'emicrania

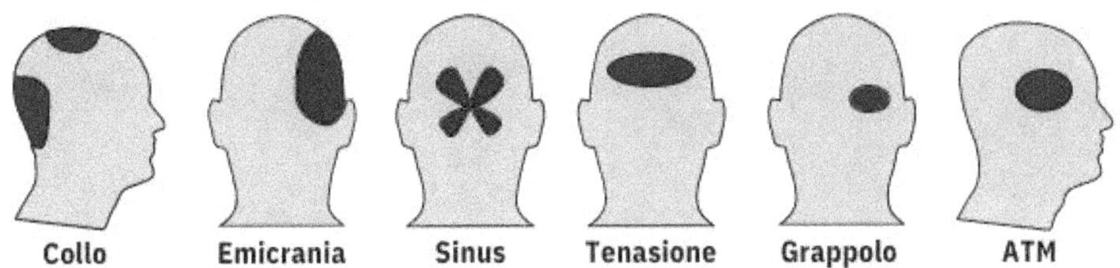

DATA:___________________   TEMPO [ ]:___________________   ___________________

☐ ☐ ☐ ☐ ☐ ☐ ___________

Gravità del dolore

1	2	3	4	5	6	7	8	9	10

Grilletto

☐ Fame   ☐ L'insonnia

☐ Luci luminose   ☐ Malattia

☐ Caffè   ☐ Stanchezza

☐ Stress al lavoro   ☐ Odori/ Profumi

☐ Stress a casa   ☐ Movimento

☐ Pasti saltati   ☐ Affaticamento degli occhi

☐ Ansia   ☐ ___________________

Misure di soccorso

Farmaci	
Acqua	
Dormire	
Esercizio	
Altro	
Altro	

Note: ___________________

Libro di bordo dell'emicrania

Libro di bordo dell'emicrania

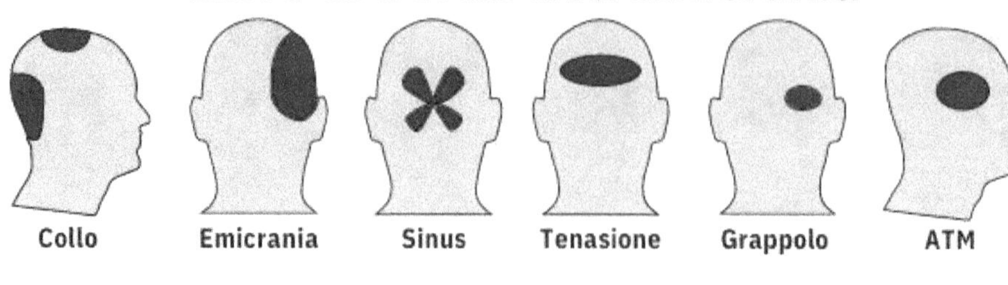

DATA:________________   TEMPO [ ]:________________

☐ ☐ ☐ ☐ ☐ ☐   ________________

Gravità del dolore

1	2	3	4	5	6	7	8	9	10

Grilletto

☐ Fame	☐ L'insonnia
☐ Luci luminose	☐ Malattia
☐ Caffè	☐ Stanchezza
☐ Stress al lavoro	☐ Odori/ Profumi
☐ Stress a casa	☐ Movimento
☐ Pasti saltati	☐ Affaticamento degli occhi
☐ Ansia	☐ ________________

Misure di soccorso

Farmaci	
Acqua	
Dormire	
Esercizio	
Altro	
Altro	

Note: ________________

Libro di bordo dell'emicrania

Libro di bordo dell'emicrania

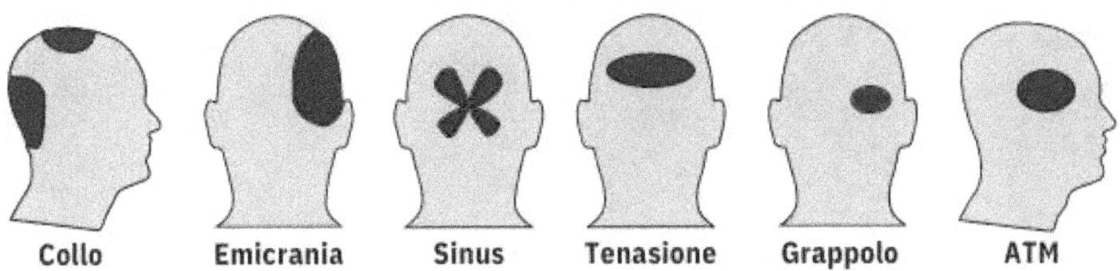

DATA:____________________   TEMPO [ ]:____________   ____________

☐ ☐ ☐ ☐ ☐ ☐ 🌡____________

Gravità del dolore

1	2	3	4	5	6	7	8	9	10

Grilletto

☐ Fame	☐ L'insonnia
☐ Luci luminose	☐ Malattia
☐ Caffè	☐ Stanchezza
☐ Stress al lavoro	☐ Odori/ Profumi
☐ Stress a casa	☐ Movimento
☐ Pasti saltati	☐ Affaticamento degli occhi
☐ Ansia	☐ ________________

Misure di soccorso

Farmaci	
Acqua	
Dormire	
Esercizio	
Altro	
Altro	

Note: ____

Libro di bordo dell'emicrania

Libro di bordo dell'emicrania

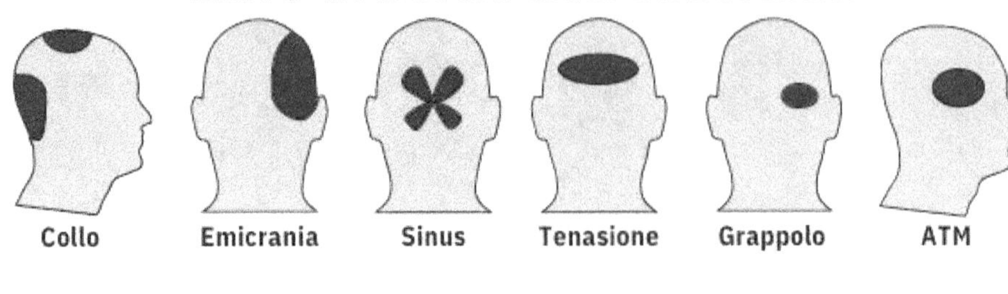

DATA:___________________   TEMPO [ ]:___________   ___________

☐ ☐ ☐ ☐ ☐ ☐

Gravità del dolore

1	2	3	4	5	6	7	8	9	10

Grilletto

☐ Fame		☐ L'insonnia
☐ Luci luminose		☐ Malattia
☐ Caffè		☐ Stanchezza
☐ Stress al lavoro		☐ Odori/ Profumi
☐ Stress a casa		☐ Movimento
☐ Pasti saltati		☐ Affaticamento degli occhi
☐ Ansia		☐ ___________

Misure di soccorso

Farmaci	
Acqua	
Dormire	
Esercizio	
Altro	
Altro	

Note: ___________________

Libro di bordo dell'emicrania

Libro di bordo dell'emicrania

Libro di bordo dell'emicrania

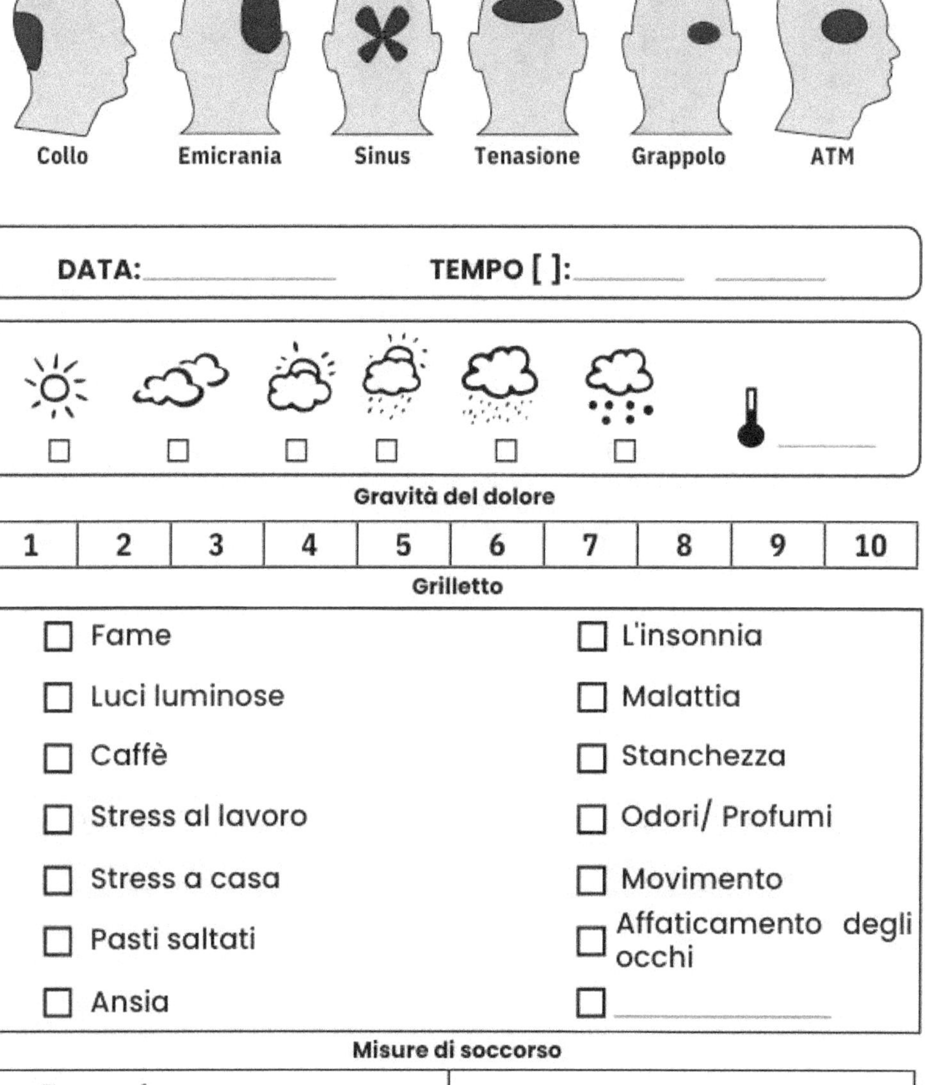

Misure di soccorso

Farmaci	
Acqua	
Dormire	
Esercizio	
Altro	
Altro	

Note:

Libro di bordo dell'emicrania

Libro di bordo dell'emicrania

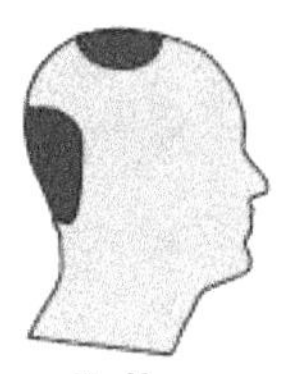	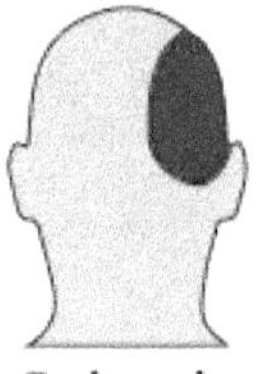	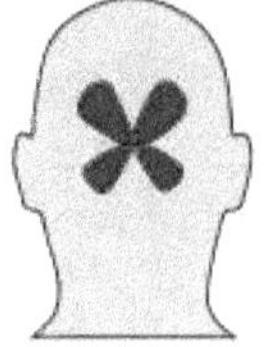	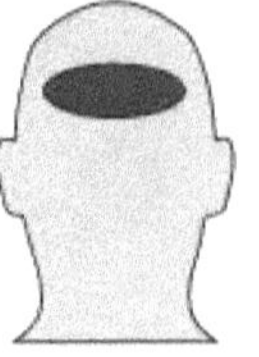	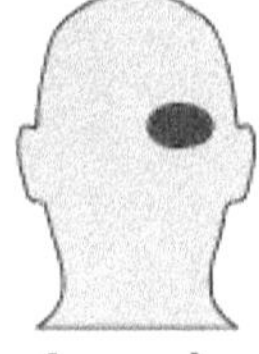	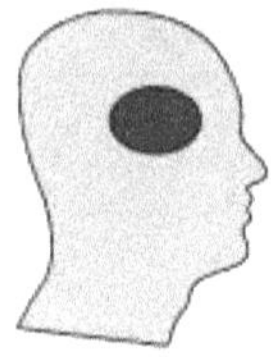
Collo	Emicrania	Sinus	Tenasione	Grappolo	ATM

DATA:_______________   TEMPO [ ]:________________

☐   ☐   ☐   ☐   ☐   ☐   _______

Gravità del dolore

1	2	3	4	5	6	7	8	9	10

Grilletto

☐ Fame		☐ L'insonnia
☐ Luci luminose		☐ Malattia
☐ Caffè		☐ Stanchezza
☐ Stress al lavoro		☐ Odori/ Profumi
☐ Stress a casa		☐ Movimento
☐ Pasti saltati		☐ Affaticamento degli occhi
☐ Ansia		☐ _______________

Misure di soccorso

Farmaci	
Acqua	
Dormire	
Esercizio	
Altro	
Altro	

Note:

Libro di bordo dell'emicrania

Libro di bordo dell'emicrania

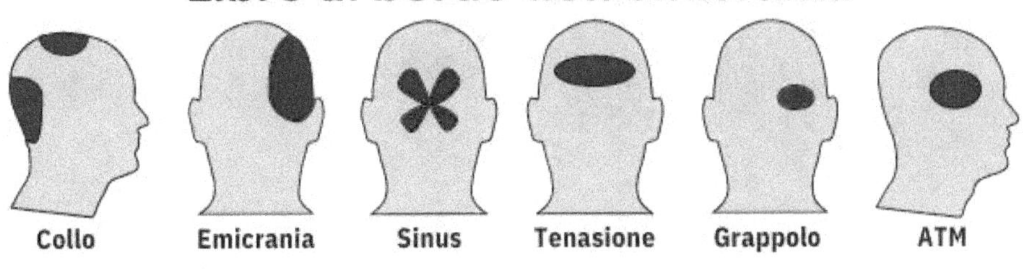

DATA:_________________ TEMPO [ ]:_________________ _________________

☐ ☐ ☐ ☐ ☐ ☐

Gravità del dolore

1	2	3	4	5	6	7	8	9	10

Grilletto

☐ Fame		☐ L'insonnia	
☐ Luci luminose		☐ Malattia	
☐ Caffè		☐ Stanchezza	
☐ Stress al lavoro		☐ Odori/ Profumi	
☐ Stress a casa		☐ Movimento	
☐ Pasti saltati		☐ Affaticamento degli occhi	
☐ Ansia		☐ _____________	

Misure di soccorso

Farmaci	
Acqua	
Dormire	
Esercizio	
Altro	
Altro	

Note: ____

Libro di bordo dell'emicrania

Libro di bordo dell'emicrania

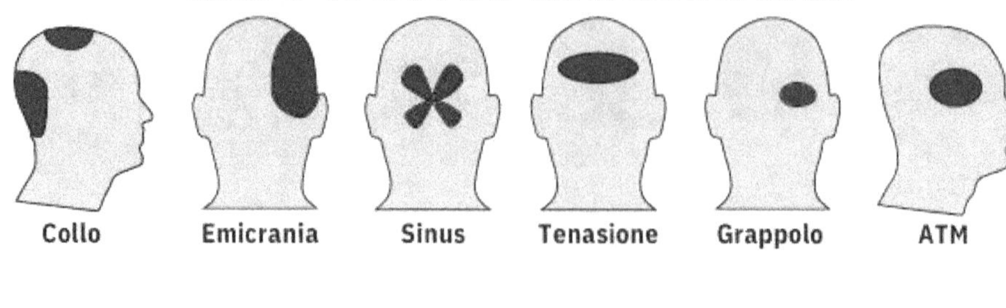

DATA:___________________   TEMPO [ ]:___________________

☐ ☐ ☐ ☐ ☐ ☐   🌡___________

Gravità del dolore

1	2	3	4	5	6	7	8	9	10

Grilletto

☐ Fame		☐ L'insonnia
☐ Luci luminose		☐ Malattia
☐ Caffè		☐ Stanchezza
☐ Stress al lavoro		☐ Odori/ Profumi
☐ Stress a casa		☐ Movimento
☐ Pasti saltati		☐ Affaticamento degli occhi
☐ Ansia		☐ _______________

Misure di soccorso

Farmaci	
Acqua	
Dormire	
Esercizio	
Altro	
Altro	

Note: ___________________

Libro di bordo dell'emicrania

Libro di bordo dell'emicrania

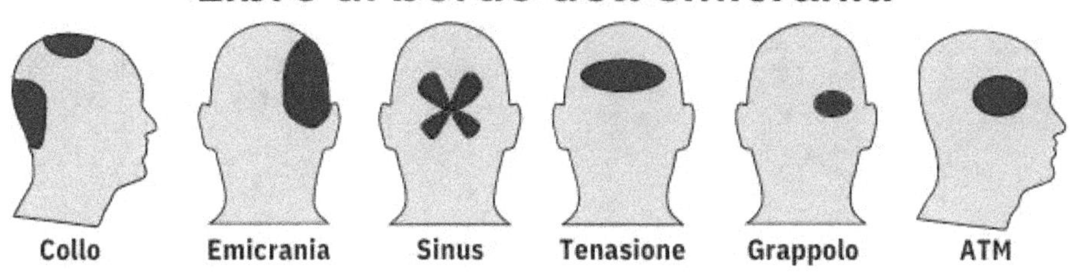

DATA:___________________   TEMPO [ ]:___________ ___________

☐ ☐ ☐ ☐ ☐ ☐   _________

Gravità del dolore

1	2	3	4	5	6	7	8	9	10

Grilletto

☐ Fame   ☐ L'insonnia

☐ Luci luminose   ☐ Malattia

☐ Caffè   ☐ Stanchezza

☐ Stress al lavoro   ☐ Odori/ Profumi

☐ Stress a casa   ☐ Movimento

☐ Pasti saltati   ☐ Affaticamento degli occhi

☐ Ansia   ☐ _________________

Misure di soccorso

Farmaci	
Acqua	
Dormire	
Esercizio	
Altro	
Altro	

Note: ____

Libro di bordo dell'emicrania

Libro di bordo dell'emicrania

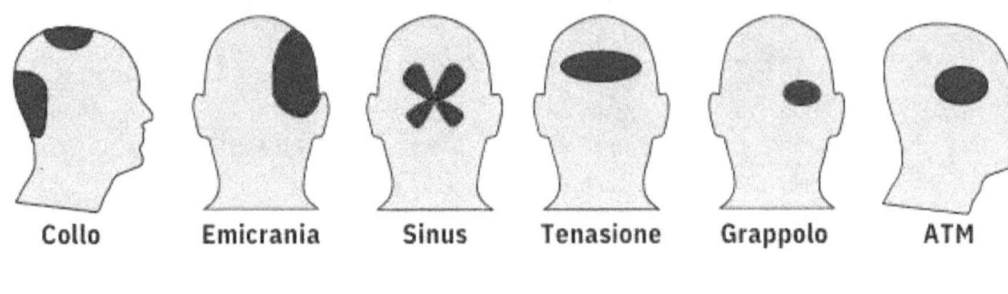

DATA:________________   TEMPO [ ]:________________   ________________

☐ ☐ ☐ ☐ ☐ ☐

Gravità del dolore

1	2	3	4	5	6	7	8	9	10

Grilletto

☐ Fame	☐ L'insonnia
☐ Luci luminose	☐ Malattia
☐ Caffè	☐ Stanchezza
☐ Stress al lavoro	☐ Odori/ Profumi
☐ Stress a casa	☐ Movimento
☐ Pasti saltati	☐ Affaticamento degli occhi
☐ Ansia	☐ __________

Misure di soccorso

Farmaci	
Acqua	
Dormire	
Esercizio	
Altro	
Altro	

Note: _______________

Libro di bordo dell'emicrania

Libro di bordo dell'emicrania

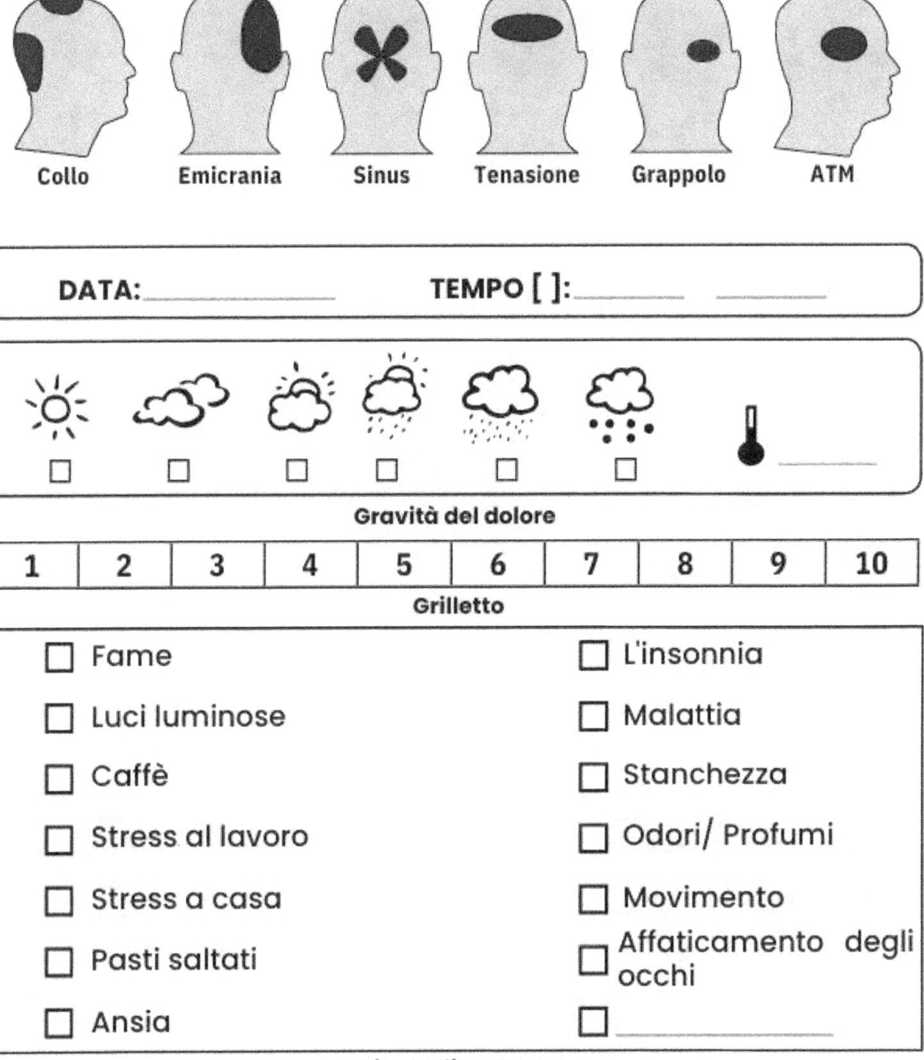

DATA:________________   TEMPO [ ]:________________   ________________

Gravità del dolore

1	2	3	4	5	6	7	8	9	10

Grilletto

☐ Fame   ☐ L'insonnia

☐ Luci luminose   ☐ Malattia

☐ Caffè   ☐ Stanchezza

☐ Stress al lavoro   ☐ Odori/ Profumi

☐ Stress a casa   ☐ Movimento

☐ Pasti saltati   ☐ Affaticamento degli occhi

☐ Ansia   ☐ ________________

Misure di soccorso

Farmaci	
Acqua	
Dormire	
Esercizio	
Altro	
Altro	

Note: ________________

Libro di bordo dell'emicrania

Libro di bordo dell'emicrania

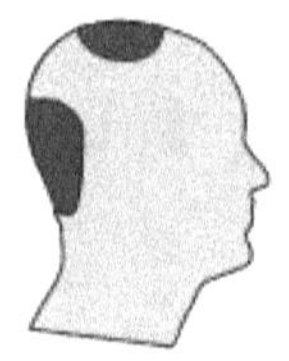 Collo
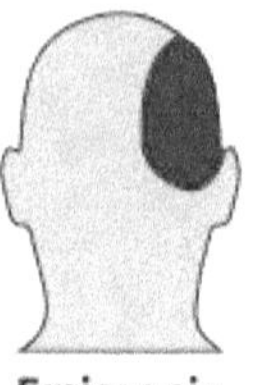 Emicrania
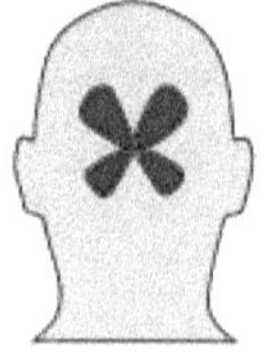 Sinus
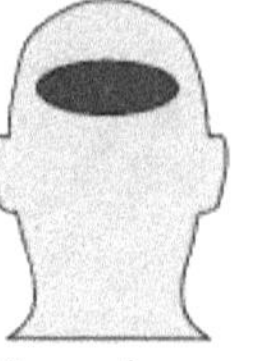 Tenasione
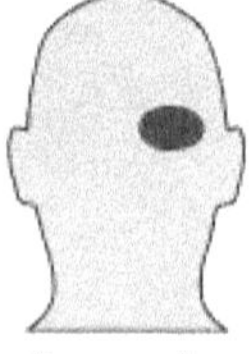 Grappolo
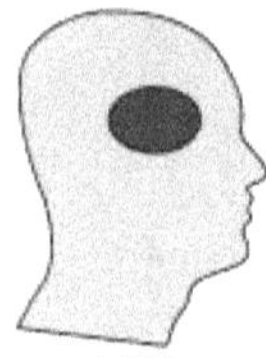 ATM

DATA:_______________　　　TEMPO [ ]:________________

☐　☐　☐　☐　☐　☐

Gravità del dolore

1	2	3	4	5	6	7	8	9	10

Grilletto

☐ Fame	☐ L'insonnia
☐ Luci luminose	☐ Malattia
☐ Caffè	☐ Stanchezza
☐ Stress al lavoro	☐ Odori/ Profumi
☐ Stress a casa	☐ Movimento
☐ Pasti saltati	☐ Affaticamento degli occhi
☐ Ansia	☐ ____________

Misure di soccorso

Farmaci	
Acqua	
Dormire	
Esercizio	
Altro	
Altro	

Note: _______________

Libro di bordo dell'emicrania

Libro di bordo dell'emicrania

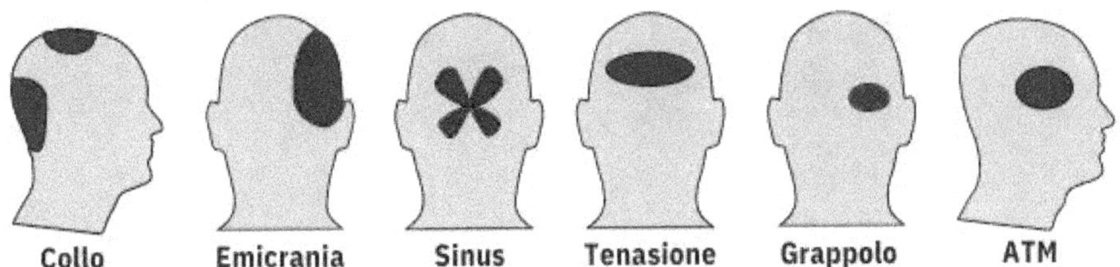

DATA:____________________   TEMPO [ ]:____________   ____________

Gravità del dolore

1	2	3	4	5	6	7	8	9	10

Grilletto

☐ Fame   ☐ L'insonnia

☐ Luci luminose   ☐ Malattia

☐ Caffè   ☐ Stanchezza

☐ Stress al lavoro   ☐ Odori/ Profumi

☐ Stress a casa   ☐ Movimento

☐ Pasti saltati   ☐ Affaticamento degli occhi

☐ Ansia   ☐ ____________

Misure di soccorso

Farmaci	
Acqua	
Dormire	
Esercizio	
Altro	
Altro	

Note: ________________________________

Libro di bordo dell'emicrania

Libro di bordo dell'emicrania

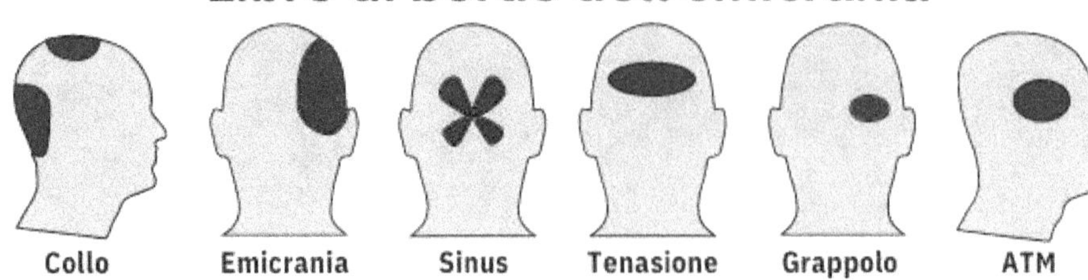

DATA:_______________   TEMPO [ ]:_________   ___________

☐ ☐ ☐ ☐ ☐ ☐

Gravità del dolore

1	2	3	4	5	6	7	8	9	10

Grilletto

☐ Fame   ☐ L'insonnia

☐ Luci luminose   ☐ Malattia

☐ Caffè   ☐ Stanchezza

☐ Stress al lavoro   ☐ Odori/ Profumi

☐ Stress a casa   ☐ Movimento

☐ Pasti saltati   ☐ Affaticamento degli occhi

☐ Ansia   ☐ ______________

Misure di soccorso

Farmaci	
Acqua	
Dormire	
Esercizio	
Altro	
Altro	

Note: ___________________________

Libro di bordo dell'emicrania

Libro di bordo dell'emicrania

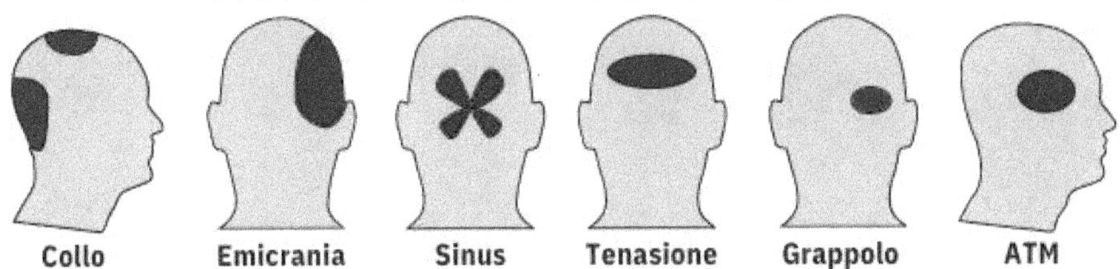

DATA:____________________   TEMPO [ ]:____________   ____________

Gravità del dolore

1	2	3	4	5	6	7	8	9	10

Grilletto

- ☐ Fame
- ☐ Luci luminose
- ☐ Caffè
- ☐ Stress al lavoro
- ☐ Stress a casa
- ☐ Pasti saltati
- ☐ Ansia

- ☐ L'insonnia
- ☐ Malattia
- ☐ Stanchezza
- ☐ Odori/ Profumi
- ☐ Movimento
- ☐ Affaticamento degli occhi
- ☐ ____________________

Misure di soccorso

Farmaci	
Acqua	
Dormire	
Esercizio	
Altro	
Altro	

Note: ____________________

Libro di bordo dell'emicrania

Libro di bordo dell'emicrania

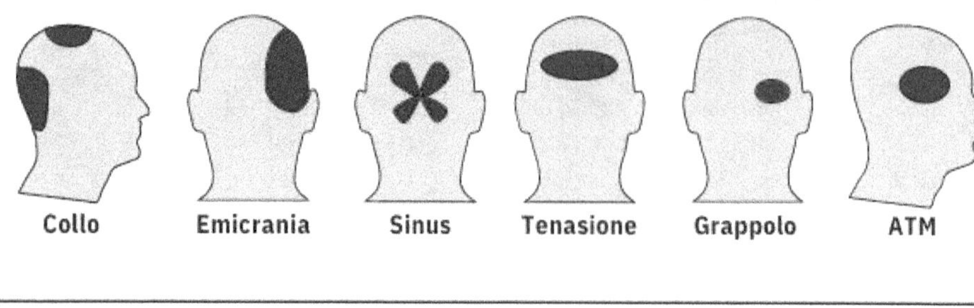

DATA:____________________ TEMPO [ ]:____________________

Gravità del dolore

1	2	3	4	5	6	7	8	9	10

Grilletto

☐ Fame

☐ Luci luminose

☐ Caffè

☐ Stress al lavoro

☐ Stress a casa

☐ Pasti saltati

☐ Ansia

☐ L'insonnia

☐ Malattia

☐ Stanchezza

☐ Odori/ Profumi

☐ Movimento

☐ Affaticamento degli occhi

☐ ____________

Misure di soccorso

Farmaci	
Acqua	
Dormire	
Esercizio	
Altro	
Altro	

Note: ____________________

Libro di bordo dell'emicrania

Libro di bordo dell'emicrania

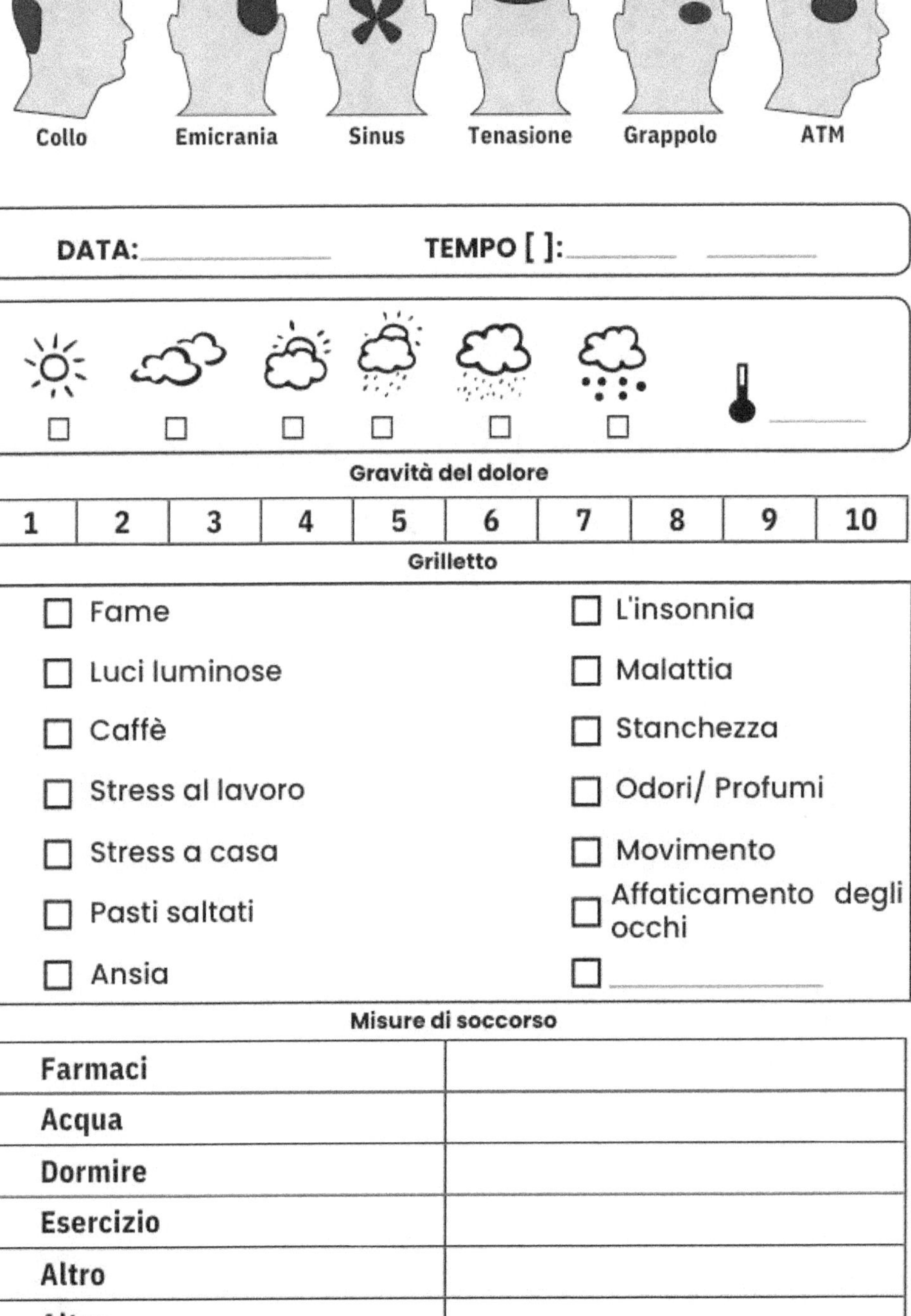

1	2	3	4	5	6	7	8	9	10

Grilletto

- ☐ Fame
- ☐ Luci luminose
- ☐ Caffè
- ☐ Stress al lavoro
- ☐ Stress a casa
- ☐ Pasti saltati
- ☐ Ansia

- ☐ L'insonnia
- ☐ Malattia
- ☐ Stanchezza
- ☐ Odori/ Profumi
- ☐ Movimento
- ☐ Affaticamento degli occhi
- ☐ ________________

Misure di soccorso

Farmaci	
Acqua	
Dormire	
Esercizio	
Altro	
Altro	

Note: _______________________________

Libro di bordo dell'emicrania

Libro di bordo dell'emicrania

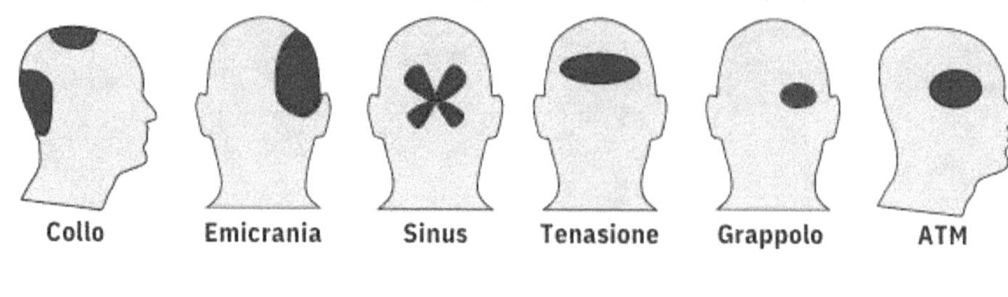

DATA:_______________   TEMPO [ ]:_______________

☐ ☐ ☐ ☐ ☐ ☐   _______________

Gravità del dolore

1	2	3	4	5	6	7	8	9	10

Grilletto

☐ Fame	☐ L'insonnia
☐ Luci luminose	☐ Malattia
☐ Caffè	☐ Stanchezza
☐ Stress al lavoro	☐ Odori/ Profumi
☐ Stress a casa	☐ Movimento
☐ Pasti saltati	☐ Affaticamento degli occhi
☐ Ansia	☐ _______________

Misure di soccorso

Farmaci	
Acqua	
Dormire	
Esercizio	
Altro	
Altro	

Note: _______________

Libro di bordo dell'emicrania

Libro di bordo dell'emicrania

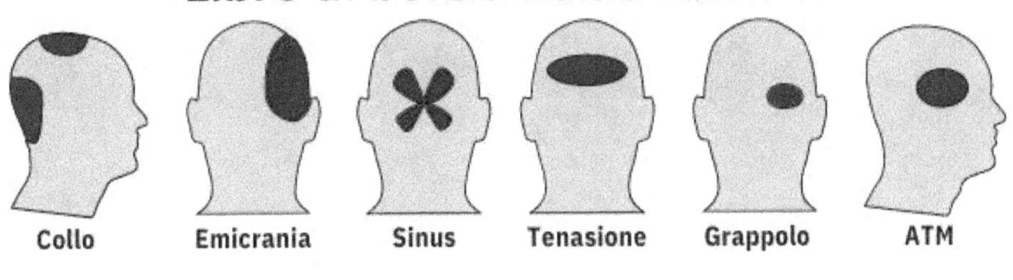

DATA:________________   TEMPO [ ]:____________ __________

☐   ☐   ☐   ☐   ☐   ☐   🌡 __________

Gravità del dolore

| 1 | 2 | 3 | 4 | 5 | 6 | 7 | 8 | 9 | 10 |

Grilletto

☐ Fame		☐ L'insonnia	
☐ Luci luminose		☐ Malattia	
☐ Caffè		☐ Stanchezza	
☐ Stress al lavoro		☐ Odori/ Profumi	
☐ Stress a casa		☐ Movimento	
☐ Pasti saltati		☐ Affaticamento degli occhi	
☐ Ansia		☐ _____________	

Misure di soccorso

Farmaci	
Acqua	
Dormire	
Esercizio	
Altro	
Altro	

Note: _______________________________________

Libro di bordo dell'emicrania

Libro di bordo dell'emicrania

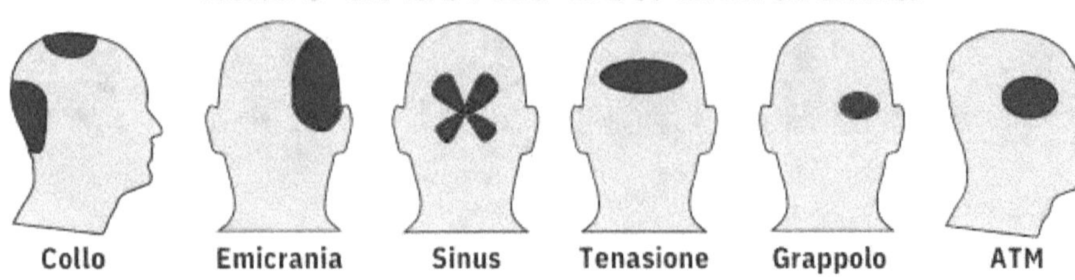

DATA:___________________   TEMPO [ ]:___________________

Gravità del dolore

1	2	3	4	5	6	7	8	9	10

Grilletto

☐ Fame	☐ L'insonnia
☐ Luci luminose	☐ Malattia
☐ Caffè	☐ Stanchezza
☐ Stress al lavoro	☐ Odori/ Profumi
☐ Stress a casa	☐ Movimento
☐ Pasti saltati	☐ Affaticamento degli occhi
☐ Ansia	☐ _______________

Misure di soccorso

Farmaci	
Acqua	
Dormire	
Esercizio	
Altro	
Altro	

Note: _______________________

Libro di bordo dell'emicrania

Libro di bordo dell'emicrania

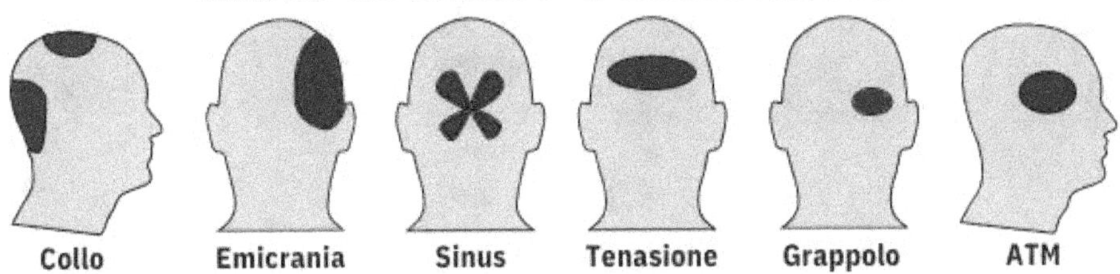

DATA:____________________   TEMPO [ ]:__________ __________

☐ ☐ ☐ ☐ ☐ ☐   🌡️ __________

Gravità del dolore

1	2	3	4	5	6	7	8	9	10

Grilletto

☐ Fame   ☐ L'insonnia

☐ Luci luminose   ☐ Malattia

☐ Caffè   ☐ Stanchezza

☐ Stress al lavoro   ☐ Odori/ Profumi

☐ Stress a casa   ☐ Movimento

☐ Pasti saltati   ☐ Affaticamento degli occhi

☐ Ansia   ☐ ________________

Misure di soccorso

Farmaci	
Acqua	
Dormire	
Esercizio	
Altro	
Altro	

Note: ____

Libro di bordo dell'emicrania

Libro di bordo dell'emicrania

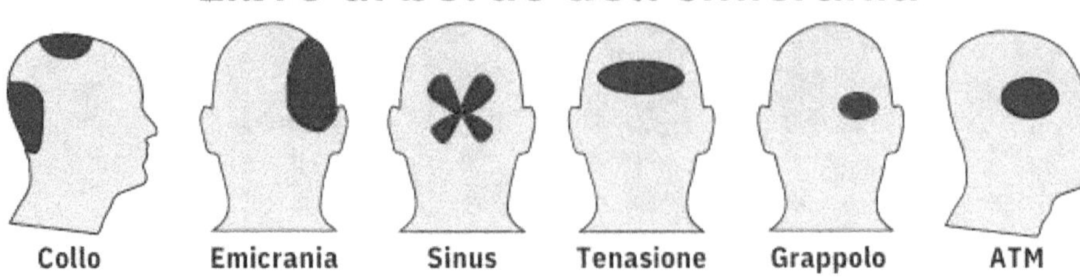

DATA:________________ TEMPO [ ]:____________ ________

☐ ☐ ☐ ☐ ☐ ☐

Gravità del dolore

1	2	3	4	5	6	7	8	9	10

Grilletto

☐ Fame	☐ L'insonnia
☐ Luci luminose	☐ Malattia
☐ Caffè	☐ Stanchezza
☐ Stress al lavoro	☐ Odori/ Profumi
☐ Stress a casa	☐ Movimento
☐ Pasti saltati	☐ Affaticamento degli occhi
☐ Ansia	☐ ____________

Misure di soccorso

Farmaci	
Acqua	
Dormire	
Esercizio	
Altro	
Altro	

Note: _______________________

Libro di bordo dell'emicrania

Libro di bordo dell'emicrania

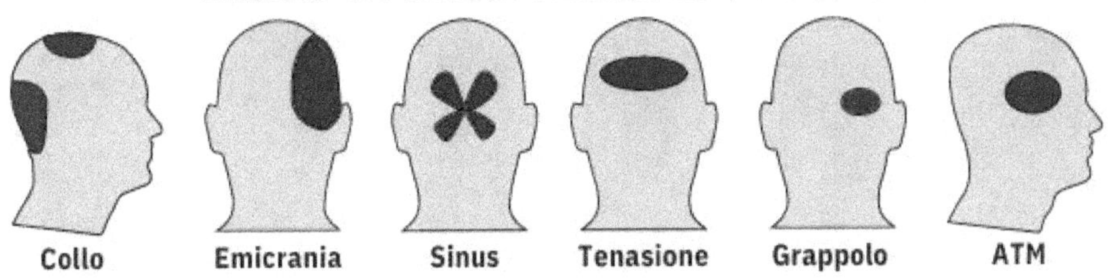

DATA:____________________   TEMPO [ ]:____________________

☐   ☐   ☐   ☐   ☐   ☐

Gravità del dolore

1	2	3	4	5	6	7	8	9	10

Grilletto

☐ Fame

☐ Luci luminose

☐ Caffè

☐ Stress al lavoro

☐ Stress a casa

☐ Pasti saltati

☐ Ansia

☐ L'insonnia

☐ Malattia

☐ Stanchezza

☐ Odori/ Profumi

☐ Movimento

☐ Affaticamento degli occhi

☐ ____________________

Misure di soccorso

Farmaci	
Acqua	
Dormire	
Esercizio	
Altro	
Altro	

Note: ____________________

Libro di bordo dell'emicrania

Libro di bordo dell'emicrania

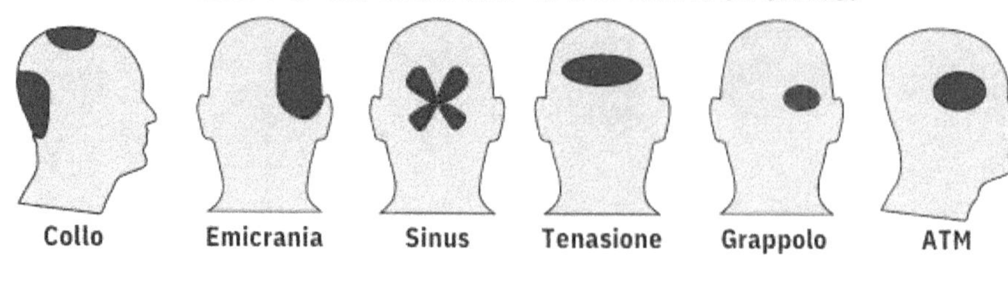

DATA:_______________   TEMPO [ ]:___________________

☐   ☐   ☐   ☐   ☐   ☐   🌡 _____________

Gravità del dolore

1	2	3	4	5	6	7	8	9	10

Grilletto

☐ Fame	☐ L'insonnia
☐ Luci luminose	☐ Malattia
☐ Caffè	☐ Stanchezza
☐ Stress al lavoro	☐ Odori/ Profumi
☐ Stress a casa	☐ Movimento
☐ Pasti saltati	☐ Affaticamento degli occhi
☐ Ansia	☐ ______________

Misure di soccorso

Farmaci	
Acqua	
Dormire	
Esercizio	
Altro	
Altro	

Note: _______________

Libro di bordo dell'emicrania

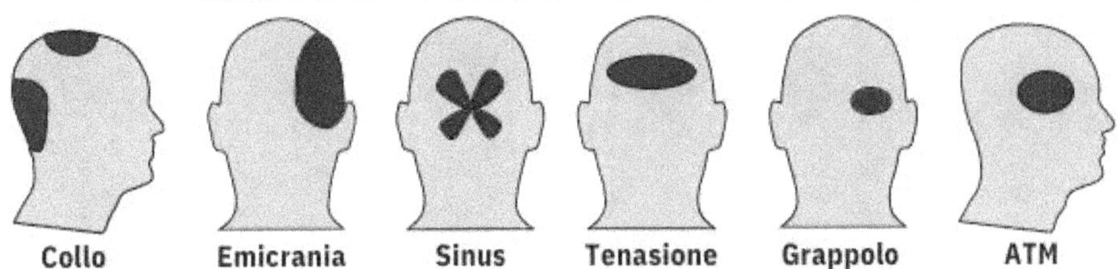

Libro di bordo dell'emicrania

DATA:________________   TEMPO [ ]:__________   __________

☐   ☐   ☐   ☐   ☐   ☐   __________

Gravità del dolore

1	2	3	4	5	6	7	8	9	10

Grilletto

☐ Fame	☐ L'insonnia
☐ Luci luminose	☐ Malattia
☐ Caffè	☐ Stanchezza
☐ Stress al lavoro	☐ Odori/ Profumi
☐ Stress a casa	☐ Movimento
☐ Pasti saltati	☐ Affaticamento degli occhi
☐ Ansia	☐ __________

Misure di soccorso

Farmaci	
Acqua	
Dormire	
Esercizio	
Altro	
Altro	

Note: ________________________________

Libro di bordo dell'emicrania

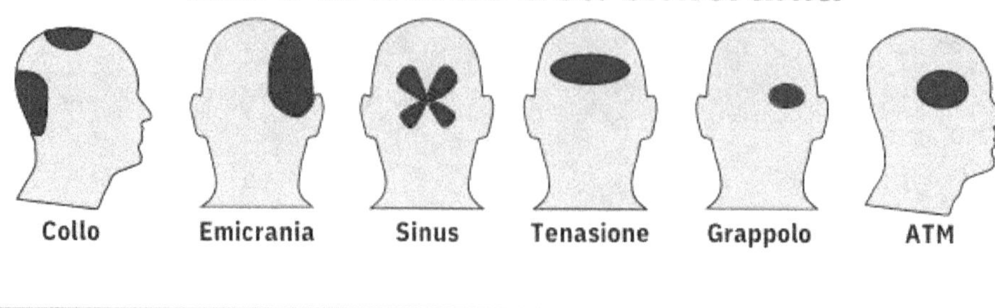

DATA: ___________   **TEMPO [ ]:** ___________

Gravità del dolore

1	2	3	4	5	6	7	8	9	10

Grilletto

☐ Fame	☐ L'insonnia
☐ Luci luminose	☐ Malattia
☐ Caffè	☐ Stanchezza
☐ Stress al lavoro	☐ Odori/ Profumi
☐ Stress a casa	☐ Movimento
☐ Pasti saltati	☐ Affaticamento degli occhi
☐ Ansia	☐ _____________

Misure di soccorso

Farmaci	
Acqua	
Dormire	
Esercizio	
Altro	
Altro	

Note: ___________

Libro di bordo dell'emicrania

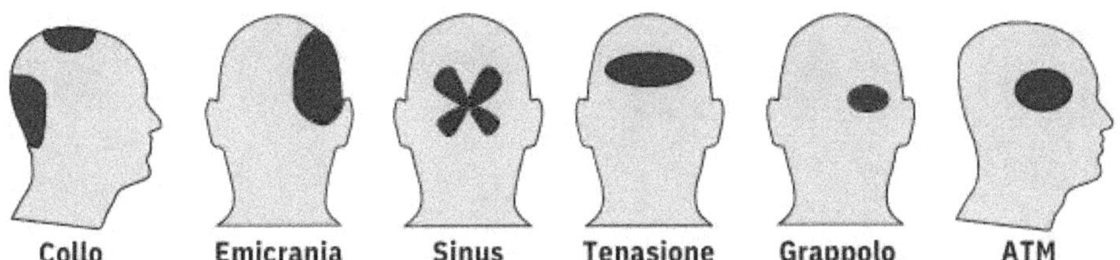

DATA:________________   TEMPO [ ]:_____________ __________

☐ ☐ ☐ ☐ ☐ ☐ |_________

Gravità del dolore

1	2	3	4	5	6	7	8	9	10

Grilletto

☐ Fame	☐ L'insonnia
☐ Luci luminose	☐ Malattia
☐ Caffè	☐ Stanchezza
☐ Stress al lavoro	☐ Odori/ Profumi
☐ Stress a casa	☐ Movimento
☐ Pasti saltati	☐ Affaticamento degli occhi
☐ Ansia	☐ ________________

Misure di soccorso

Farmaci	
Acqua	
Dormire	
Esercizio	
Altro	
Altro	

Note: ____

Libro di bordo dell'emicrania

Libro di bordo dell'emicrania

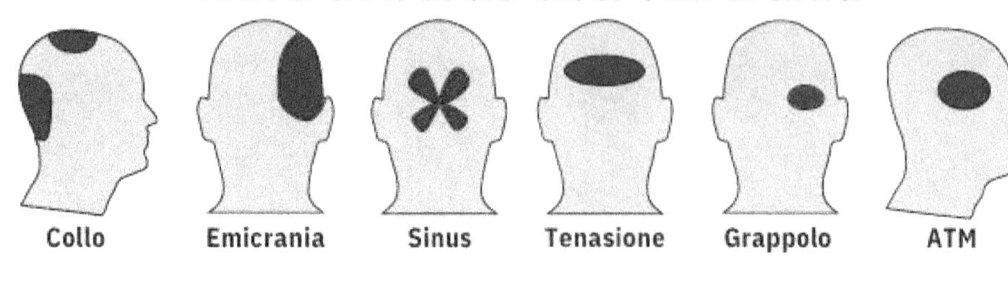

DATA:__________________   TEMPO [ ]:__________________

Gravità del dolore

1	2	3	4	5	6	7	8	9	10

Grilletto

☐ Fame	☐ L'insonnia
☐ Luci luminose	☐ Malattia
☐ Caffè	☐ Stanchezza
☐ Stress al lavoro	☐ Odori/ Profumi
☐ Stress a casa	☐ Movimento
☐ Pasti saltati	☐ Affaticamento degli occhi
☐ Ansia	☐ __________

Misure di soccorso

Farmaci	
Acqua	
Dormire	
Esercizio	
Altro	
Altro	

Note: _______________

Libro di bordo dell'emicrania

Libro di bordo dell'emicrania

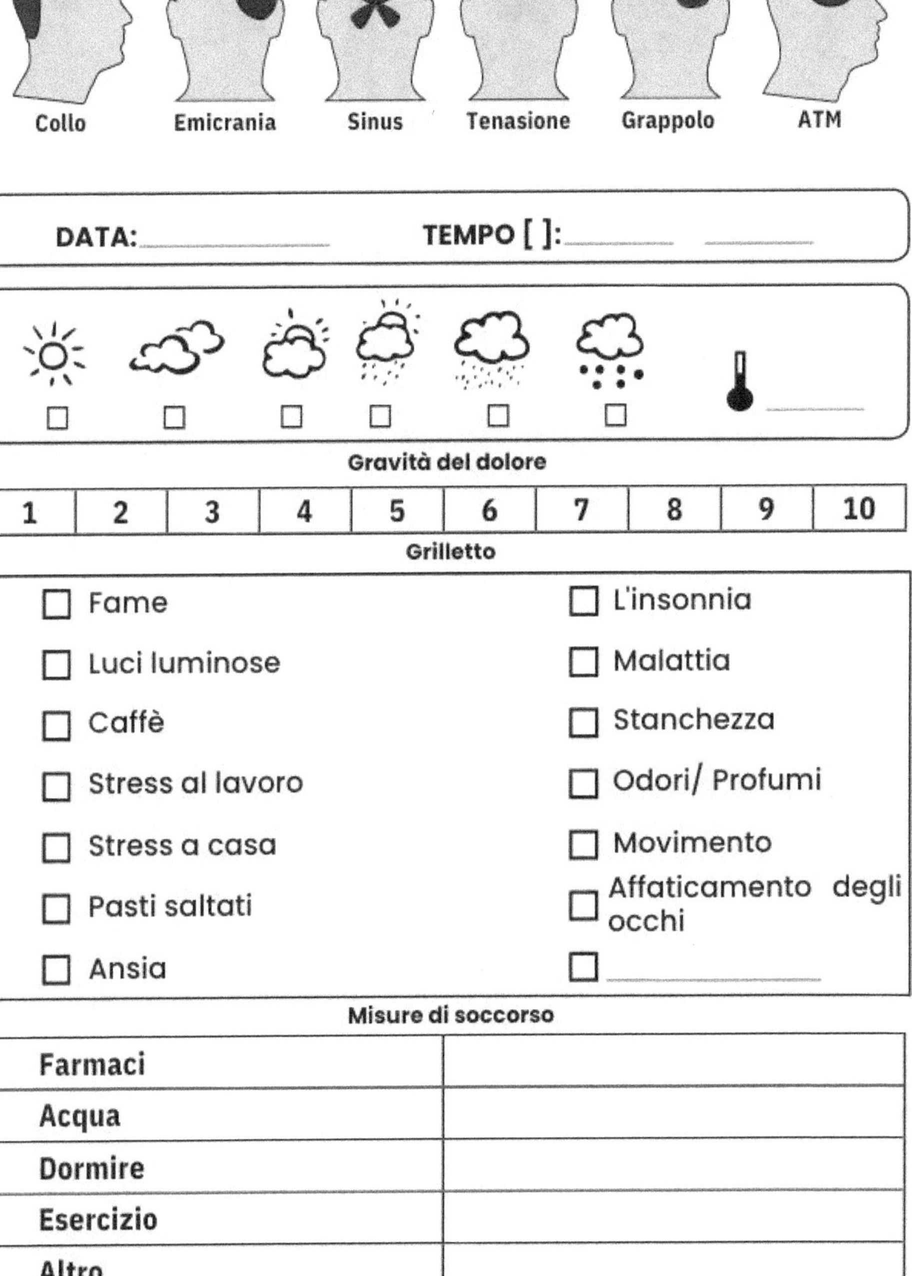

DATA:______________________   TEMPO [ ]:____________ __________

☐ ☐ ☐ ☐ ☐ ☐ 🌡______

Gravità del dolore

1	2	3	4	5	6	7	8	9	10

Grilletto

☐ Fame   ☐ L'insonnia

☐ Luci luminose   ☐ Malattia

☐ Caffè   ☐ Stanchezza

☐ Stress al lavoro   ☐ Odori/ Profumi

☐ Stress a casa   ☐ Movimento

☐ Pasti saltati   ☐ Affaticamento degli occhi

☐ Ansia   ☐ ______________

Misure di soccorso

Farmaci	
Acqua	
Dormire	
Esercizio	
Altro	
Altro	

Note: _______________________________

Libro di bordo dell'emicrania

Libro di bordo dell'emicrania

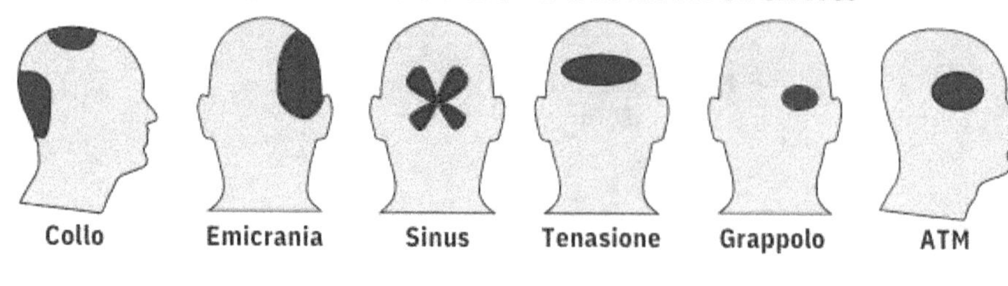

DATA:________________   TEMPO [ ]:________________

☐   ☐   ☐   ☐   ☐   ☐   🌡️________

Gravità del dolore

1	2	3	4	5	6	7	8	9	10

Grilletto

☐ Fame   ☐ L'insonnia

☐ Luci luminose   ☐ Malattia

☐ Caffè   ☐ Stanchezza

☐ Stress al lavoro   ☐ Odori/ Profumi

☐ Stress a casa   ☐ Movimento

☐ Pasti saltati   ☐ Affaticamento degli occhi

☐ Ansia   ☐ ________

Misure di soccorso

Farmaci	
Acqua	
Dormire	
Esercizio	
Altro	
Altro	

Note:________________

Libro di bordo dell'emicrania

Libro di bordo dell'emicrania

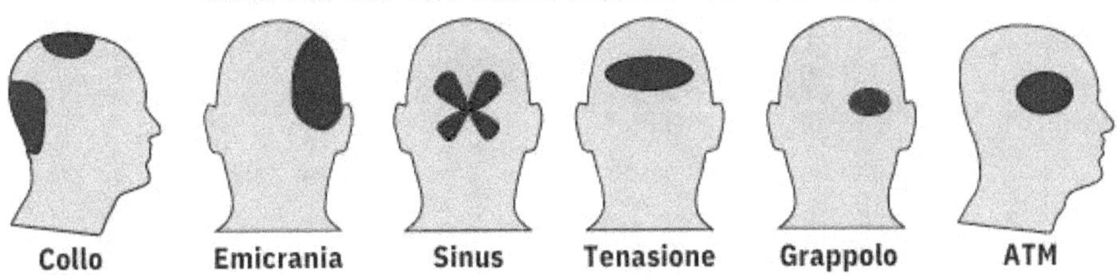

DATA:_________________ TEMPO [ ]:_________________

☐ ☐ ☐ ☐ ☐ ☐ 🌡_________

Gravità del dolore

1	2	3	4	5	6	7	8	9	10

Grilletto

☐ Fame
☐ Luci luminose
☐ Caffè
☐ Stress al lavoro
☐ Stress a casa
☐ Pasti saltati
☐ Ansia

☐ L'insonnia
☐ Malattia
☐ Stanchezza
☐ Odori/ Profumi
☐ Movimento
☐ Affaticamento degli occhi
☐ _________________

Misure di soccorso

Farmaci	
Acqua	
Dormire	
Esercizio	
Altro	
Altro	

Note: _________________

Libro di bordo dell'emicrania

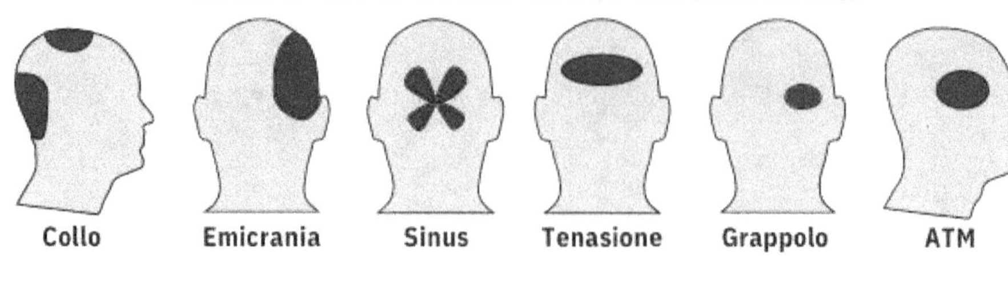

DATA:_______________   TEMPO [ ]:_______________   _______________

□   □   □   □   □   □

Gravità del dolore

1	2	3	4	5	6	7	8	9	10

Grilletto

□ Fame	□ L'insonnia
□ Luci luminose	□ Malattia
□ Caffè	□ Stanchezza
□ Stress al lavoro	□ Odori/ Profumi
□ Stress a casa	□ Movimento
□ Pasti saltati	□ Affaticamento degli occhi
□ Ansia	□ _______________

Misure di soccorso

Farmaci	
Acqua	
Dormire	
Esercizio	
Altro	
Altro	

Note: _______________

Libro di bordo dell'emicrania

Libro di bordo dell'emicrania

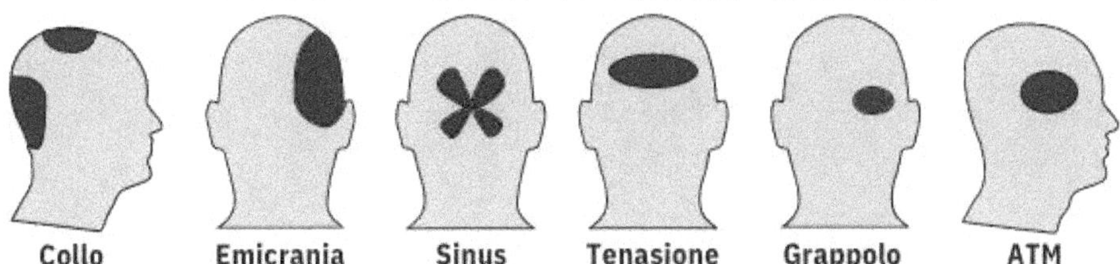

DATA:________________   TEMPO [ ]:____________ __________

Temperatura: ____________

Gravità del dolore

1	2	3	4	5	6	7	8	9	10

Grilletto

☐ Fame   ☐ L'insonnia

☐ Luci luminose   ☐ Malattia

☐ Caffè   ☐ Stanchezza

☐ Stress al lavoro   ☐ Odori/ Profumi

☐ Stress a casa   ☐ Movimento

☐ Pasti saltati   ☐ Affaticamento degli occhi

☐ Ansia   ☐ ________________

Misure di soccorso

Farmaci	
Acqua	
Dormire	
Esercizio	
Altro	
Altro	

Note: ________________